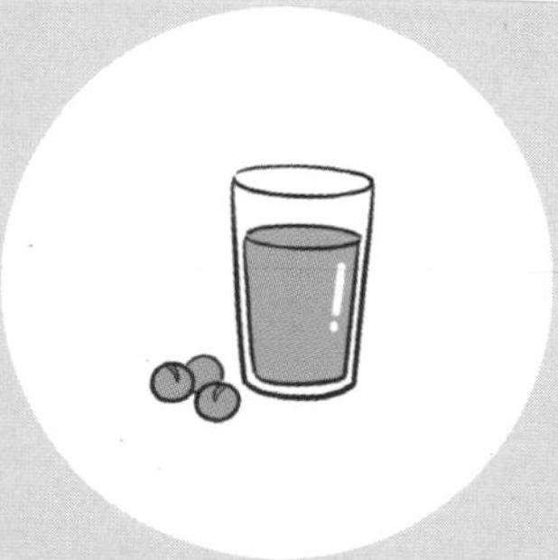

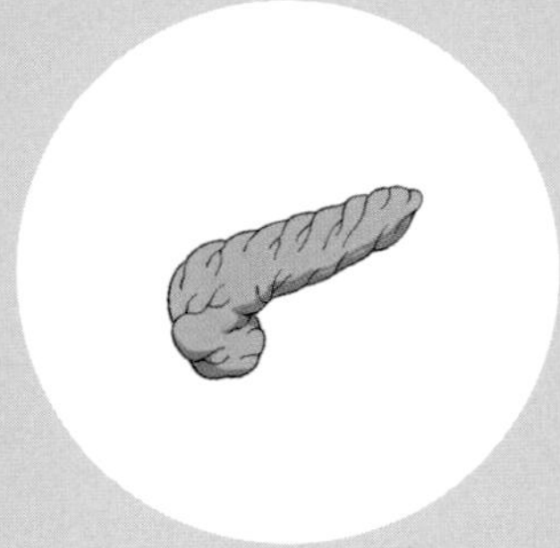

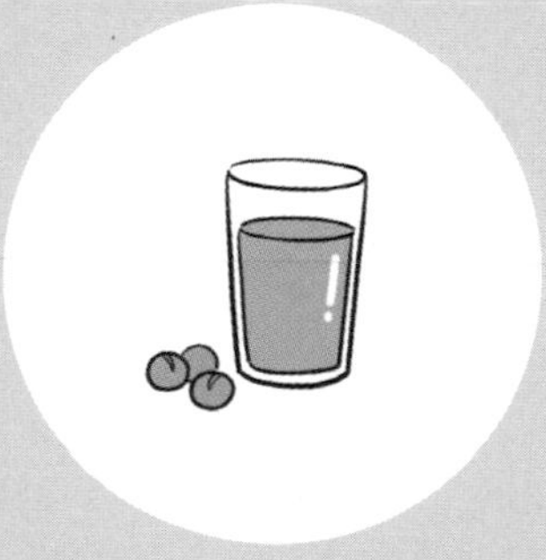

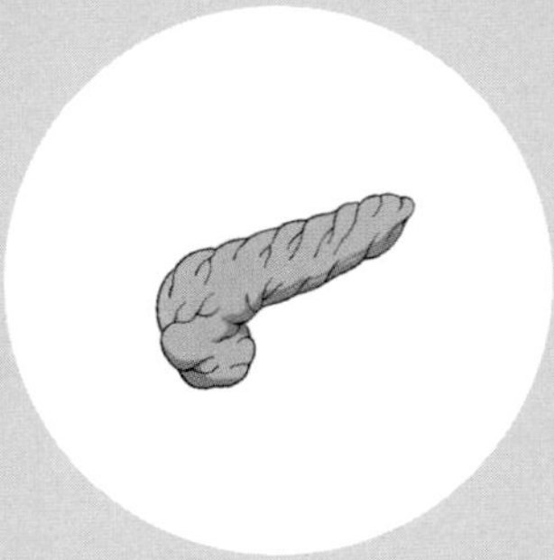

胰臟癌

結合中西醫療、診斷、檢查
與調養的保健新知

郭世芳中醫診所院長
郭世芳 醫師◎著

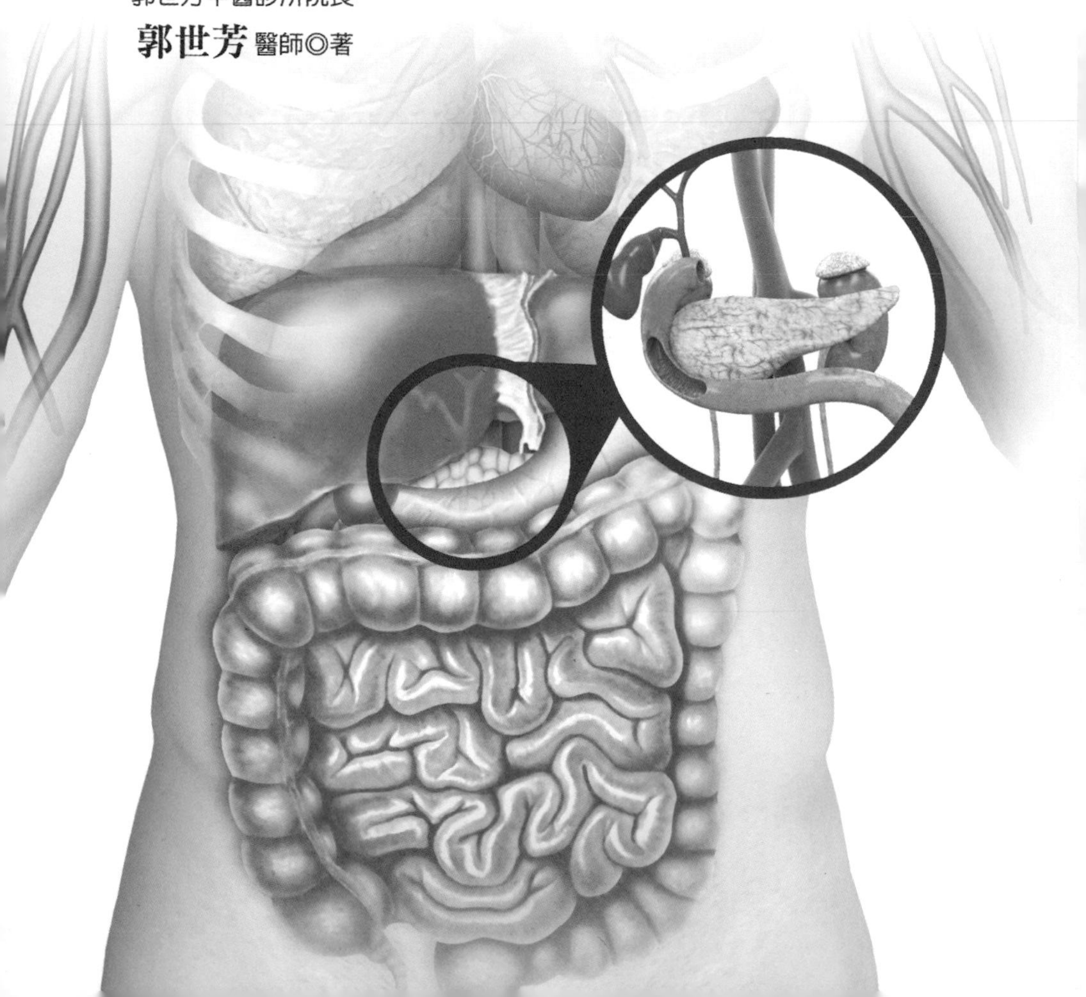

你的胰臟健康嗎？

請先注意最近是否有這些症狀，若有下述情形請務必請早就醫。

- ☐ 1. 突發性莫名感到背部疼痛
- ☐ 2. 上腹無預警感到疼痛，進行腸胃檢查卻無特殊發現
- ☐ 3. 沒有刻意節食，體重竟然變輕了
- ☐ 4. 皮膚、眼白變黃了，小便也跟著變黃、大便顏色變淡
- ☐ 5. 慢性腹瀉或有脂肪糞便
- ☐ 6. 消化不良、沒有胃口
- ☐ 7. 不明原因性胰臟炎、糖尿病

胰臟小檔案

胰臟擁有兩大功能，分別為消化器與內分泌器。其中外分泌腺會分泌胰液以幫助消化，而內分泌則會分泌胰島素或升糖素等賀爾蒙。

消化酶
- 胰澱粉酶→消化碳水化合物
- α-葡萄糖酶→分解麥芽糖
- 胰蛋白酶→消化蛋白質
- 胰蛋白酶凝乳酶→消化蛋白質
- 脂肪酵素→消化脂肪
- 胰核酸酶→分解核酸

賀爾蒙
- 胰島素→降低血糖值
- 升糖素→提高血糖值

推薦序

早期發現，胰臟癌並非絕症

擔任實習醫師及西醫內科住院醫師受訓期間，就深刻見識到胰臟癌對患者及家屬所造成的壓力！

由於胰臟位居後腹腔深處，因此在檢查及確認診斷上都相當地不容易。在發現胰臟惡性腫瘤時，常已居於晚期，進而錯過了手術的黃金時間。患者能接受的相關化療效果也有限，更令治療團隊有捉襟見肘之感！

最近幾年有幸與院內血液腫瘤科合作，協助許多癌症患者改善放化療副作用及提高生活品質，深知癌症治療已非主流派西醫所能完全根治，而在微觀領域也已超出傳統中醫詮釋的範圍。

在治療癌症的領域，實在需要更多學貫中西的醫者幫助，並在傳統中醫的宏觀理論中提供有效掌握病情的虛實，且解決西醫治療癌症所引起的毒副作用，達到有效的預防，治療及生命質量的提昇。

非常榮幸，身為郭世芳醫師的大學同窗，他在學期間品學兼優，中西兼修，先前於南部醫學中心與血液腫瘤科及放射腫瘤科合作成立「腫瘤中醫調理門診」，獲得了極高的成就與評價！

郭醫師於書中談到胰臟癌的基本知識，如何發現、診斷、就診與治療，如何調養，及預防癌症之道，實在豐富，並有助於讀者學習胰臟相關知識。

另外，本書結合郭醫師臨床實務經驗，相信能協助胰臟癌病人及家屬，獲得許多中西結合治療的正確觀念。讓病人與家屬明白，如今癌症已不是絕症，癌症是一種慢性病，要「正向面對，逆向思考」，勇敢走向抗癌之路。

花蓮慈濟醫學中心中醫部主任
柯建新
寫於二〇一五年父親節

自序

胰臟癌：一個深藏不露的沉默殺手

我還是不喜歡稱呼「癌症」這個字眼，因爲眞的很多人會談癌色變，通常我稱之爲「腫瘤」，雖然這樣稱謂並不太正確，因爲腫瘤還分爲惡性與良性腫瘤，但那其實也只是病理學上和細胞行爲的表現不同而已。

對中醫而言，發生腫瘤的體質基本上是類似的。因此在治療及調理腫瘤體質時，如何透過適當的解說讓患者正確地明白目前所面臨的診斷，而不致太過於恐慌，則是很重要的一件課題，特別是胰臟癌。只可惜胰臟一直以來，都是最常被忽略的器官。

由於胰臟深居腹腔後面，容易造成平常檢查的死角，使得胰臟惡性腫瘤常常在發現時已經居於晚期，錯過了手術切除的黃金時期。

另外，多數人可能都不太明白胰臟於體內的作用。簡而言之，胰臟即爲人體中負責內分泌兼外分泌的重要器官之一，因此一旦功能出現異常，患者就會產生消化性症候、系統性代謝失調等障礙（如消化不良症候群、脂肪便、糖尿病等）。

而過去的化療療效限制，也讓胰臟癌的治療雪上加霜，於是我們可以看見許多名人如蘋果的創辦人之一史蒂夫・賈伯斯、世界三大男高音C之王盧奇亞諾・帕華洛帝，還有台灣著名的音樂人梁弘志也都難逃胰臟癌的毒手，令人不勝唏噓。近年來，胰臟癌已躍居十大死亡癌症之一，且有逐漸上升的傾向，因此提醒讀者應多加注意。其實體內的任一器官，都不應該忽略，以避免釀出病端。

現在雖然化療藥物不斷進步，檢查機器解析度的改善，還有全民防癌篩檢觀念的推動，讓更多的胰臟腫瘤能夠早期被發現，但是面臨這個發生率仍然持續在增加的腫瘤，我們仍須步步爲營，從認識胰臟開始，到它的功能，檢查的方式，發現異常現象的判別，胰臟炎的手術與治療方式，逐步去了解認識他。

由於大部份人對胰臟的了解較其他耳熟能詳的器官甚少，甚至有時胰臟與台灣話俗稱的「腰尺」，還有中醫常講的脾臟功能容易混淆不清，所以本書透過一步步深入的觀念介紹，讓大家對這個難纏的腫瘤能夠了解他前因後果的梗概。

除了正規的醫療治療外，其實還有一件更關鍵的事，那就是「患者的心態」。不管治療哪種類型的癌症，若患者抱持著「絕望、自暴自棄」的想法，那麼在治療過程中會更加困難。

簡單來說，如果一開始就對自己缺乏信心，甚至不信任醫師，但癌症的治癒率也會變得比較低。因此，請務必養成健全的心態，並相信「癌症並非絕症」，只要早期發現、早期治療，還是能恢復以往健康的體魄！

我曾接受過中西醫學的整合訓練，在西醫的診斷治療和中醫的體質調理、從中醫的腫瘤治療到琳瑯滿目的保健食品、成藥、抗癌青草藥接觸較多，也剛好由於晨星編輯的邀約，加上前一本書「郭世芳：癌症治療全記錄」在各腫瘤別敘述章節中並沒有胰臟癌這一篇，所以也算是補前一本書的闕漏。

當中醫是我的興趣，學西醫則是爲了能對疾病有更全面的判斷和了解，這些年來算算診察超過十多萬人次的腫瘤患者。

在做中醫的腫瘤調理時，也會參酌西醫免疫學的觀念。因爲惡性腫瘤的生成本來就是一連串免疫監督能力失常的結果，因此如何提升病友的免疫監督能力是很重要的，這與中醫的「脾胃爲後天之本」、「久病必瘀」、「邪之所湊，其氣必虛」等觀念是不謀而合的。

之前在醫院中與血液腫瘤科、放射腫瘤科合作成立「腫瘤中醫調理門診」獲致了不錯的成果，每當患者在中西合作治療調理下慢慢恢復健康，也重新啓動快樂而養生的人生，就是整個團隊成員莫大的喜悅，也因爲一路相伴，更覺得和病友及病友家屬間的關係比一般醫病關係更特別，就像戰友和同袍的感覺。

一本書的完成要感謝的人很多：特別感謝編輯的協助，也謝謝長期鼓勵指導我的師長、醫院的團隊夥伴和合作科別的醫師同袍、還有長期在門診相會的所有戰友們，謝謝大家的認同與鼓勵。

最後，希望能藉由這本書，讓讀者能確實地明白胰臟癌，並遠離疾病。如果自己與週遭的親友患有此病時，也希望此書可以幫助各位順應未來的健康生活。

郭世芳中醫診所院長

郭世芳

謹識於台南 二〇一五年八月

目錄

PART3

我確實得了胰臟癌嗎？ 47

PART 4

該就診了：就診和治療 69

PART 5

胰臟癌的調養 117

PART6

有辦法預防胰臟癌嗎？ 127

PART 1

需要瞭解的基本知識

Q 胰臟長什麼樣子？在哪裡？

A

胰臟是一個灰紅色、長形扁平的腺體，位於左上腹部的後腹腔內，在肝臟與胃的後面，橫臥在第一及第二腰椎的前方，長約12公分，重量約75到100公克，厚度約2公分。胰臟分爲三個部分，頭部、體部和尾部。而胰臟的頭部位於十二指腸的彎內；中央的部位稱爲體部，靠近左側脾臟的尾部，後方爲腸繫膜上靜脈與脾靜脈會合成肝門靜脈處；末端尖細的部分稱爲尾部，穿過脾腎韌帶。

胰臟的台灣話叫作「腰尺」，因爲外型細細長長好像一把尺。以腹腔來說，算是後腹腔的器官；而就中醫而言，它相當於中醫「脾臟」的觀念，主要與運化水穀的精微營養有關。

在此應特別注意，很多中醫所指的臟腑位置和功能，其實與現代解剖學的觀念不一定是相同的。

胰臟的位置

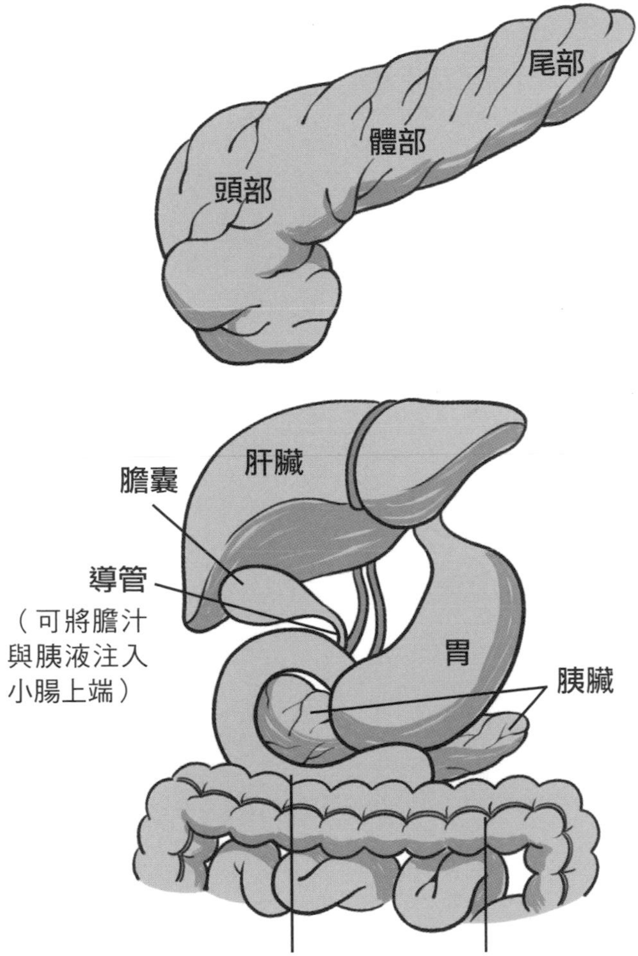

由於整個胰臟身藏在腹腔後面，前方有著胃大小腸等臟器遮蔽，因此如果發生病變，很難早期發現早期治療。

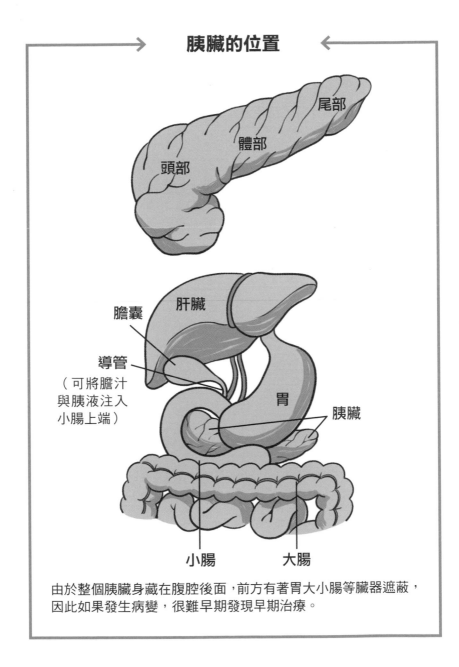

Q 胰臟的功能為何？

A 胰臟又稱爲胰腺，對脊椎動物而言，胰臟是具有外、內分泌功能的腺體。整個胰臟由外分泌細胞組成，主要分泌胰液，胰液會經導管進入腸道中，幫助食物的消化與吸收。

胰臟每天分泌約一千C.C的消化液，其中澱粉酵素（amylase）專門消化碳水化合物；脂肪酵素（lipase）則消化油脂類食物；而胰蛋白酵素（trypsin）和胰蛋白凝乳酵素（chymotrypsin）主要功能是消化蛋白質。

胰臟腺體尾部的細胞會組成蘭氏小島，又可稱爲胰島，爲不規則的細胞群，分布著許多內分泌腺體，主要分泌胰島素、胰高血糖素、胰多肽以及生長抑素等激素，控制人體內血糖的濃度，調節葡萄糖等碳水化合物的代謝。

當胰臟功能受損時，外分泌功能會遭到損害。例如當患者罹患慢性胰臟炎引起胰纖維化或接受胰臟切除手術時，人體消化食物的功能也會受到波及，導致下痢、體重減輕、脂肪便等現象。

此外，當胰臟的內分泌功能失調，或是受到損傷而影響運作，使得胰島素的分泌不正常，且造成人體無法產生足量的胰島素或胰島素產生抗阻性，則會使葡萄糖無法進入細胞，進而引起血糖濃度升高，並導致糖尿病和其他多種併發症。

簡單來說，胰臟管理食物且消化和血糖調節物質胰島素的功能，這點和中醫「脾主運化、諸濕腫滿皆屬於脾」的觀念是相同的。

胰臟內的細部結構

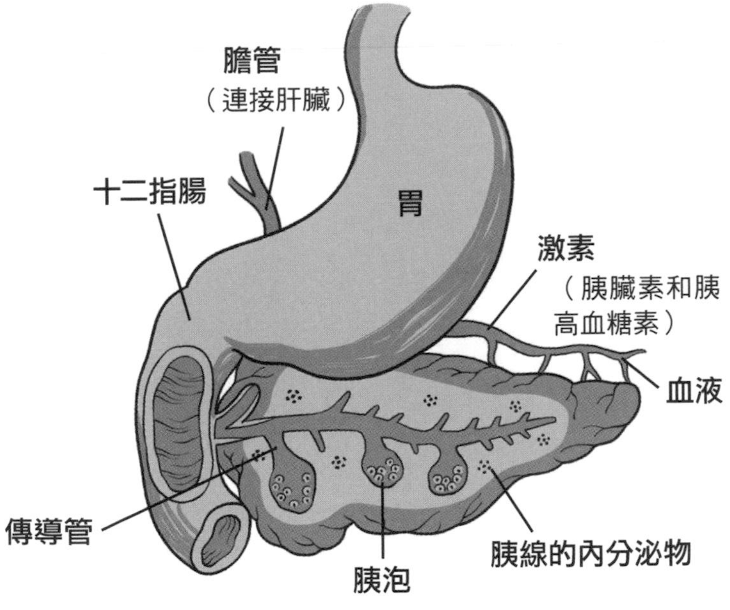

胰臟是個兼具外、內分泌功能的腺體，人體可用來幫助食物消化與吸收。

胰臟長腫瘤一定是惡性的嗎？

根據研究顯示，胰臟腫瘤大部分屬於惡性，雖然報告顯示，沒有症狀的胰臟腫瘤患者相較於有症狀的患者無疾病存活期延長將近3倍以上，但是90％以上發現胰臟腫瘤的患者，屬於早期惡性或是晚期胰臟癌。

我們通常將發生在胰臟的各種惡性腫瘤統稱為胰臟癌，但實際上，大部分的胰臟癌是來自胰管上皮細胞的腺癌，而發生位置有70％的胰臟癌位於胰臟頭部，30％則位於體部和尾部。胰臟癌是一種惡化速度快，並具有高度侵犯的癌症，胰臟內的癌細胞可以直接侵犯周圍的組織器官，如胃、小腸、十二指腸、膽管、脾臟、大腸等，或是經由血管或是淋巴轉移到肝臟、肺部、骨骼甚至腦部。因為胰臟位於腹腔深處，即使發生病變也不容易察覺，剛開始都沒有太多症狀，病患也不會感到不適，因此等到發現時往往都是癌症末期了。

另外，良性的胰臟腫瘤包括胰島素分泌腺瘤、偽囊腫水泡。胰島素分泌腺瘤因過多胰島素，而導致患者常有突發低血糖頭暈、暈厥的可能；而偽囊腫水泡則是因胰臟炎腺體發炎壞死所形成，常與高三酸甘油酯血症、酗酒史有關。

腫瘤的區別

腫瘤	良性	惡性
核分裂現象	無或少	多
分化程度	分化佳，變異性低	分化差，變異性高
生長方式	膨脹或向外生長	浸潤性或向外生長
生長速度	緩慢	快速
繼發性	少見	常見，如出血現象
轉移	不會	會
復發	機率較低	易復發
對身體的影響	較少，多為局部	較大，多會轉移影響多範圍

據臨床資料顯示，大部分的胰臟腫瘤都屬惡性，因此若檢驗時發現腫瘤，請別輕忽，應立即追蹤其情況。

Q 胰臟癌和飲食有關係嗎？

A 近年來飲食習慣受到西方影響，許多人養成高脂肪飲食，造成體重過重，肥胖成爲胰臟癌的高危險群之一；根據流行病學的研究指出，偏愛吃肉，尤其是愛吃含高脂肪的肉類者、喜愛加工或醃製食物者，罹患胰臟癌的機率比一般人高；反之，常吃蔬菜水果者，罹患胰臟癌的機率較低。其實多數癌症都與此因素有關。

此外，有醫學研究指出，喝酒會提高胰臟癌的罹患率，酒精的毒害是多器官性的，酗酒者不止是患肝癌的高危險因素，也與胰臟癌脫離不了關係。因爲酒精中毒而導致胰臟發炎、肝硬化的患者，其引發胰臟癌的危險性也會提高四成，尤其酒精性肝硬化患者罹患胰臟癌的機率更是明顯升高。在一九八一年也有研究指出，每天三杯以上咖啡的攝取可能會提高罹患胰臟癌的機率。根據統計，大部分的胰臟癌患者，都有喝咖啡上癮的習慣。不過眞正關聯性仍存疑，但與咖啡類似的茶葉卻沒有影響。

許多統計數字顯示，年紀越大、越文明的國家、越崇尚精緻美食的地區，胰臟癌的病例就越多。也就是說高脂肪、高油、高糖以及酒類、醃製類食品，都是容易引發胰臟癌的飲食，因此醫師建議養成均衡攝取五大類食物的良好飲食習慣，少吃精緻食物。

高危險飲食

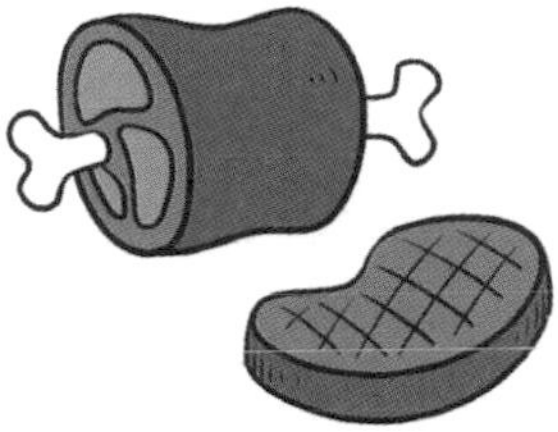

肉類

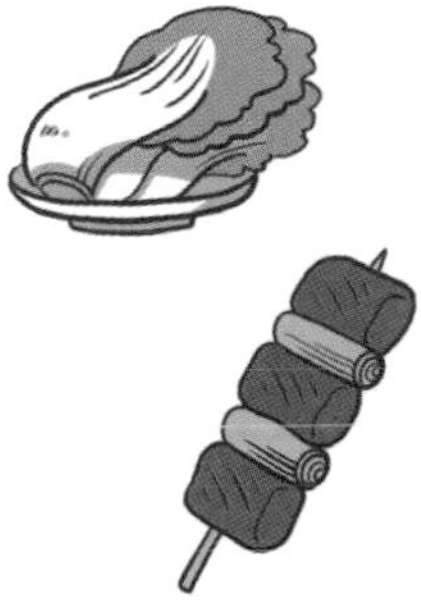

加工類食品

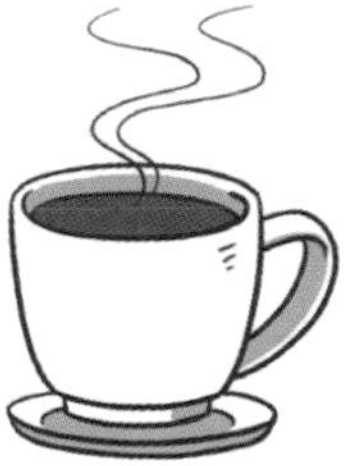

大量咖啡

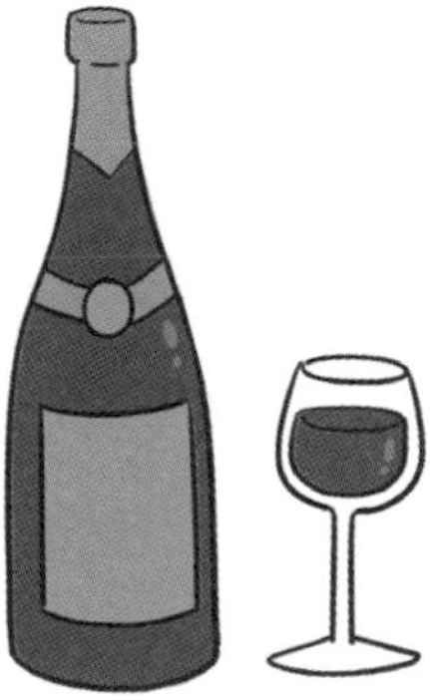

酒精

飲食西化，是近年來多數癌症萌發的關鍵因素之一。想遠離癌症，請限制攝取這些高危險類的食物。

Q 抽菸與胰臟癌有關係嗎？

A

香菸本身就是一種強烈的致癌物質，可能會促使身體的組織與器官產生癌變。依據統計資料，長期已經證實爲胰臟癌的危險因子，尤其一天兩包以上者，罹患胰臟癌的機率約爲不吸菸者的2～3倍，而戒菸者罹患胰臟癌的風險會較吸菸者降低。此外，在許多造成胰臟癌與壺腹周圍癌症的危險因子中，最常見的即爲抽菸。

香菸經燃燒後，會產生四大類有害成分，如尼古丁、焦油、一氧化氮與其他化學成分。這些成分會刺激身體各器官，影響其功能。而抽菸對身體的危害可大致分爲五類：

1. 癌症
2. 呼吸系統疾病
3. 心臟血管疾病
4. 消化性潰瘍
5. 藥品代謝障礙

在美國胰臟炎佔所有癌症死亡率的5％，且持續升高中，每年新診斷約三萬多人，抽菸者約爲不抽菸的兩倍，研究也顯示20％的胰臟癌與抽菸有關。

菸品對身體的危害

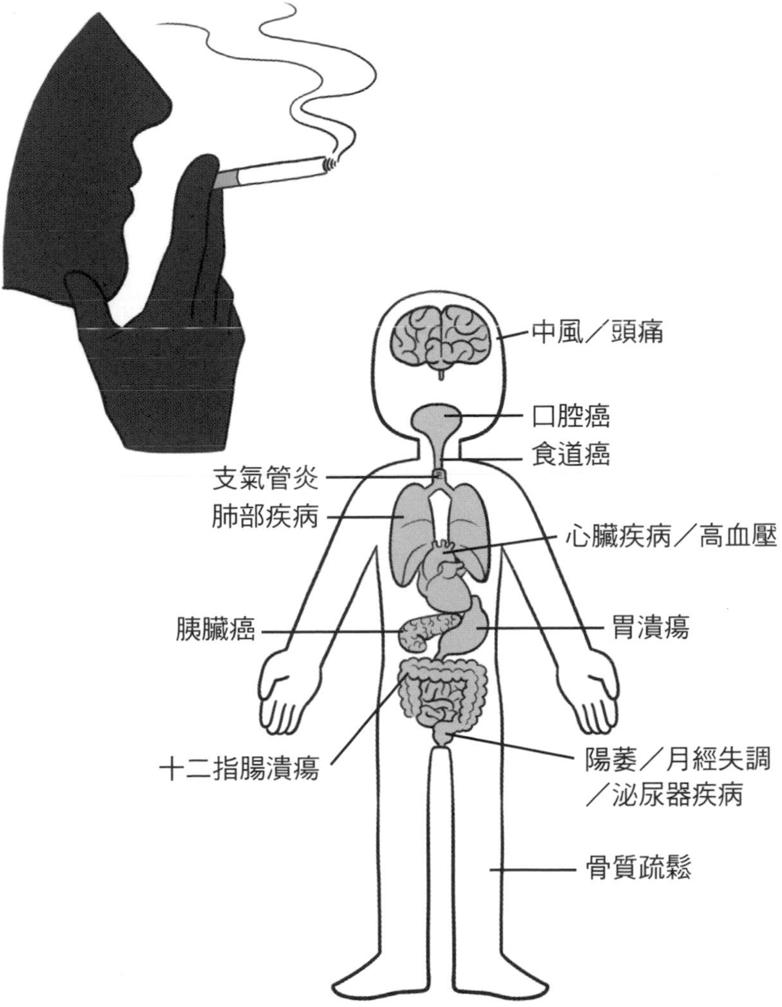

香菸具有強烈致癌物質，會使身體各部位產生病變。因此如果能避免抽菸／二手菸，可以避免許多潛在的致病危機。

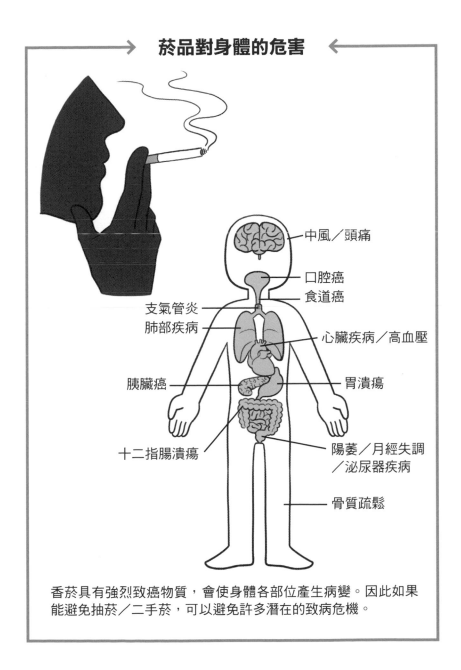

Q 糖尿病與胰臟癌的關係是什麼？

A 研究指出，長期糖尿病患者罹患胰臟癌的機會比一般人高出50％以上，而胰臟癌往往是導致糖尿病發生的關鍵因素。在臨床上經常發現，胰臟癌與糖尿病會同時出現在患者身上，約有5％的胰臟癌患者在發現罹患胰臟癌的前兩年，就開始出現糖尿病現象。而40％的胰臟癌患者有併發糖尿病的情形。

糖尿病是胰臟癌的先兆，或是胰臟癌本身就是糖尿病的症狀之一，兩種說法目前並無法明確得知，但若有突發糖尿病或是長期患有糖尿病的患者，就應提高警覺，審慎觀察是否有存在胰臟腫瘤的可能性。

糖尿病是一種代謝異常的疾病，因此會造成全身營養代謝不均衡，患者抵抗力會隨之變弱，易受到其他感染症的侵擾，並有退化性變化。簡單來說，糖尿病是與代謝和血管有關的疾病，因此影響層面甚大。

糖尿病所影響的器官

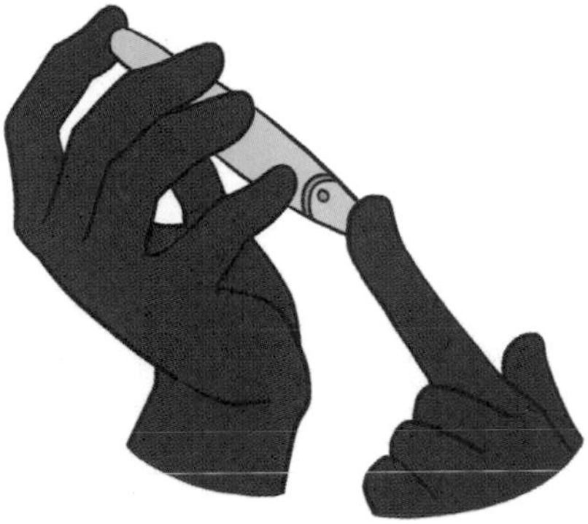

須定時測量血糖

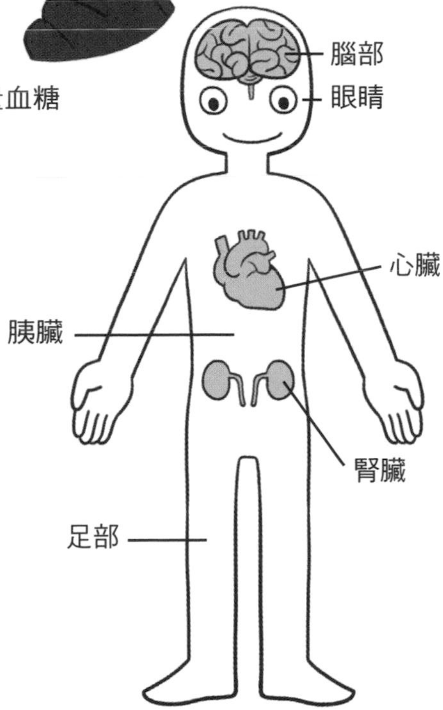

糖尿病會造成體內代謝不均衡、免疫力下降，進而影響各個器官的運作。因此糖尿病患者須定檢測血糖並控制飲食。

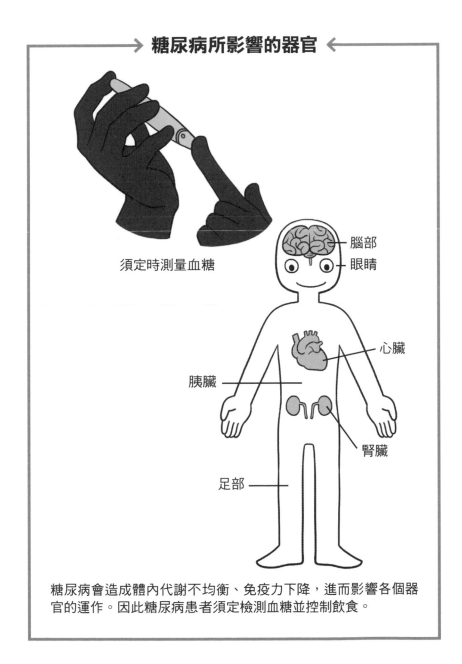

胰臟癌會遺傳嗎？

Q

A

雖然目前對於引起胰臟癌的成因並不清楚，但有部分學者認爲胰臟癌與遺傳因素或某種基因調控有關，例如家族性胰臟炎、家族性腸道多發性息肉、黑斑息肉症候群均有可能導致胰臟癌。

醫學研究報告顯示，人體中的KRAS是與腫瘤細胞生長、增值以及血管生成過程有關的重要基因，其影響著腫瘤的生長與擴散，而胰臟癌細胞中約有50%～80%呈現KRAS基因陽性反應；人體中與胰臟癌有關的基因還包括了P53、P16及DPC4等抑癌基因。

以統計學來說，家族性的胰臟癌約佔所有的胰臟癌患者的2.5%左右。美國華盛頓大學針對家族性胰臟癌的案例做研究，發現家族成員中有一對基因均有突變現象。

胰臟癌的高危險群

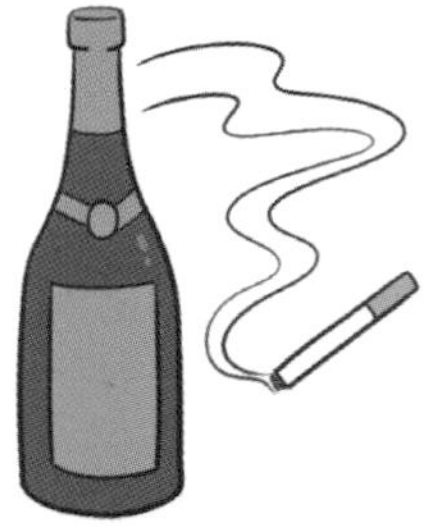

嗜菸／酒者

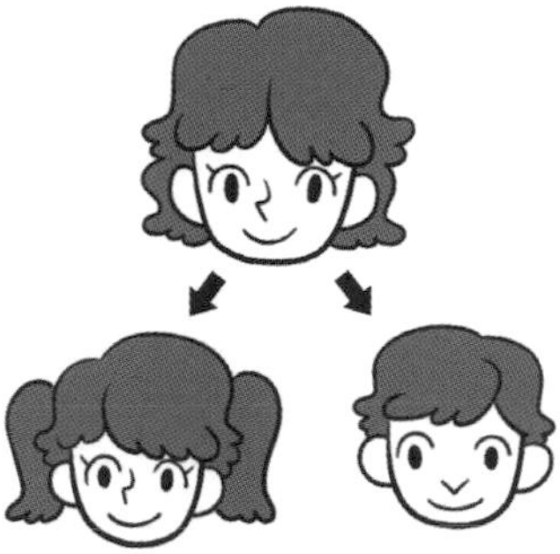

遺傳

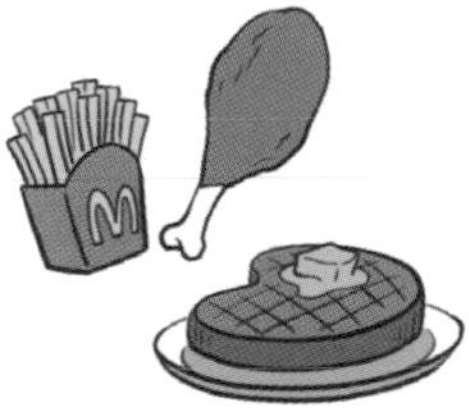

高脂肪飲食

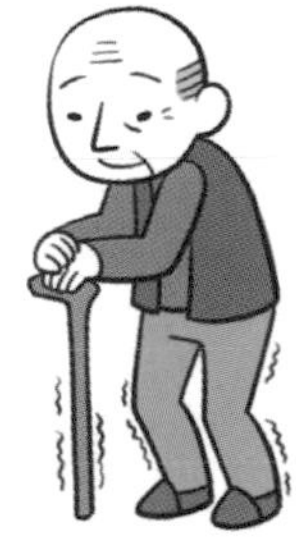

高齡者

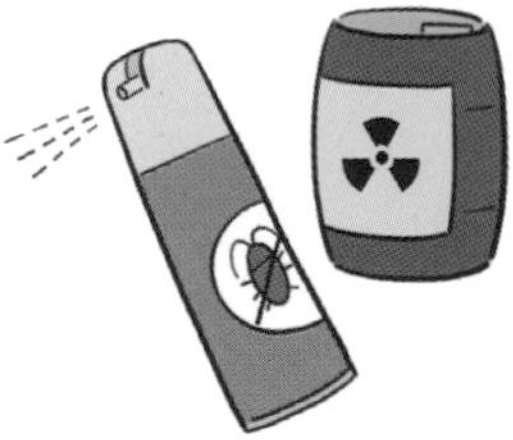

過度接觸化學藥劑

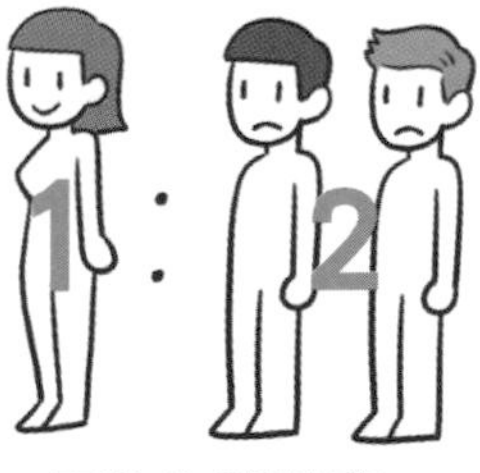

男性族群較高

雖然胰臟癌確切的病因，仍尚未確定。但根據臨床病例顯示，上述這些因素為高危險份子。

PART 2

怎樣發現
胰臟癌

Q 胰臟癌需要警惕的症狀有哪些？

A 胰臟癌常被稱爲「沉默的疾病」，而發病率目前仍在持續成長中，台灣的胰臟癌排行男性癌症十大死因中第八位，而女性則排行第十位。因爲胰臟所在的位置特殊，不容易發現病變或腫瘤，通常發現時都已處於末期，治療效果不好，病患存活率也不高，加上胰臟癌早期的警示症狀並不明顯，因此沒有特異性。目前也沒有效的篩檢工具，因此很少能在早期就被發現。

如果身體出現下列症狀，就有可能是胰臟癌的前兆，千萬不能掉以輕心：

1. 持續腹瀉或便秘呈灰白色
2. 體重明顯減輕、食慾不振
3. 感到噁心、嘔吐且異常疲倦
4. 出現黃疸現象（如皮膚、黏膜特別是眼睛鞏膜的發黃）
5. 上腹部疼痛，甚至蔓延整個背部

位於胰臟頭部的腫瘤，容易造成阻塞，影響膽汁的流通，因此時常會出現黃疸現象，這是屬於較容易發現的症狀，此時若及時治療，進行手術切除，存活率較高。如果胰臟腫瘤位於胰臟尾部，通常會在體重急速減輕、產生腹水就醫時才發現，大多已經是胰臟癌晚期，通常都治療無效。因此若是身爲胰臟癌的高危險群，一旦出現上腹部疼痛等症狀，應該盡快就醫，進行抽血及腹部影像檢查，才能在胰臟癌早期發生時，盡速得到適當的治療。

胰臟癌的前兆

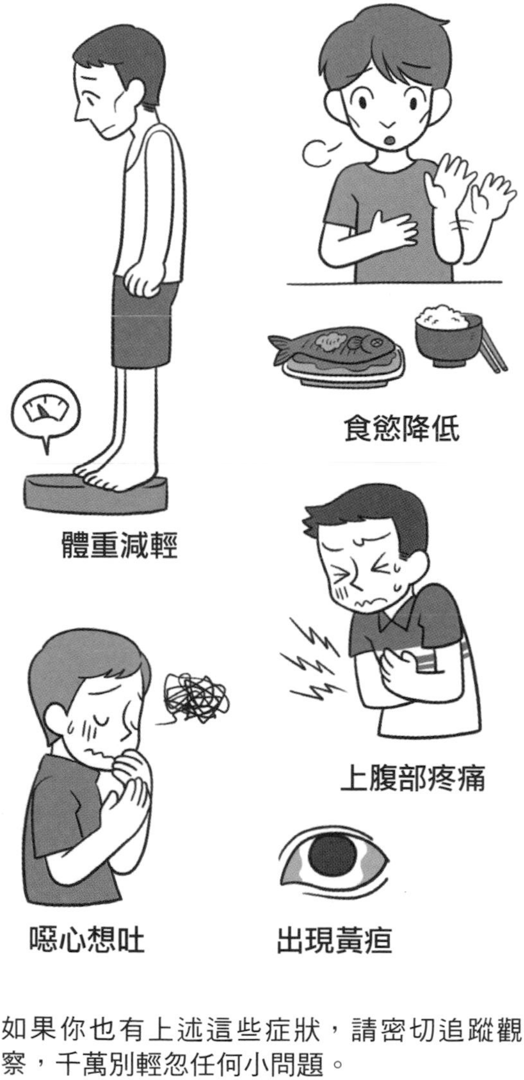
食慾降低
體重減輕
上腹部疼痛
噁心想吐
出現黃疸

如果你也有上述這些症狀，請密切追蹤觀察，千萬別輕忽任何小問題。

最近爆瘦，且食慾不好，有可能是胰臟癌嗎？

在胰臟癌的臨床經驗中，有90％以上的胰臟癌患者會出現明顯且快速體重下降的現象。甚至有些患者只會出現此症狀，嚴重者還會在兩、三個月內體重下降高達20～30公斤。引起胰臟癌患者體重下降的原因，主要是因爲食慾不振，再加上因爲腫瘤細胞影響胰液分泌不足。

胰液是人體中重要的消化酶，一旦消化酶出現分泌障礙，就會導致食物的吸收、消化不良，造成病患營養不良，體重相對也就急速下降。因此，體重減輕也可能是多數胰臟癌患者症狀惡化的臨床表現之一，約有80％的患者很快地就出現衰弱、消瘦、全身倦怠等惡性體質的症狀。

一般而言，人的體重如果在短時間內（如二到三個月內）就下降超過原來體重的9％，就應該有所警覺，就醫進一步檢查可能的潛在原因。

胰臟癌的飲食原則

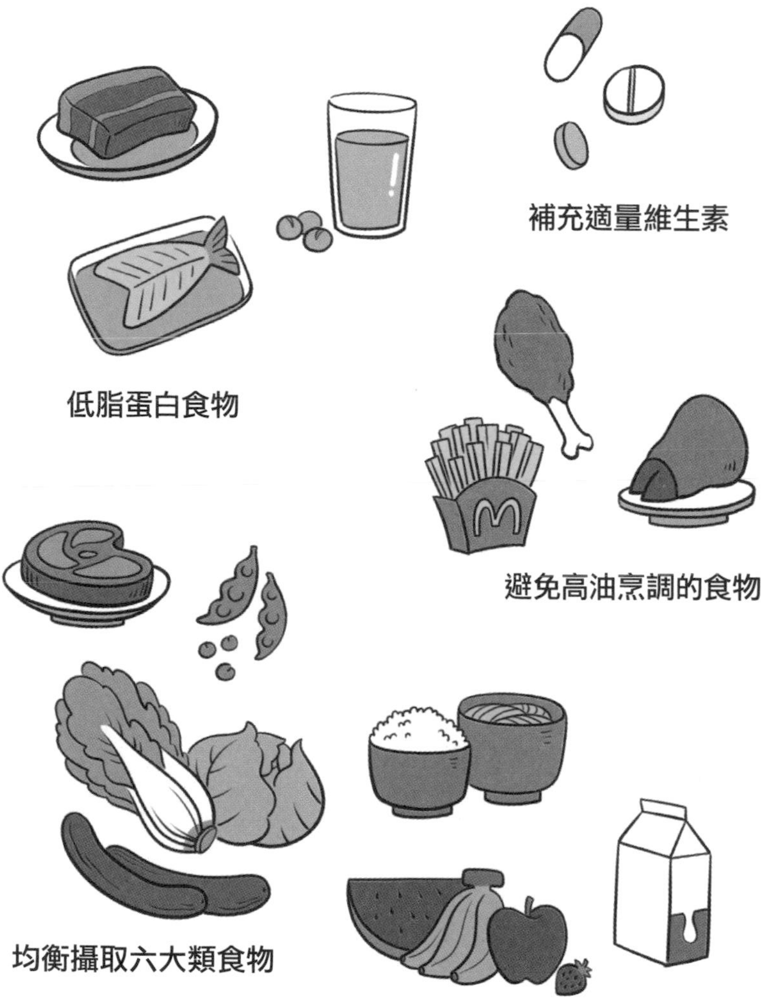
補充適量維生素
低脂蛋白食物
避免高油烹調的食物
均衡攝取六大類食物

多數的胰臟癌患者會有消瘦且食慾不佳的現象，因此可照上述的建議來調整飲食。

Q 上腹部不舒服，有時疼痛會不會是胰臟癌？

A 因爲胰臟屬於後腹腔的器官，位置較深，因此疼痛有其特殊性。在胰臟癌的臨床表現上，約有一半以上的患者最早出現的症狀爲腹部疼痛，此種腹痛又分類爲：

1. 上腹部的正中央位置隱隱作痛，有時候疼痛感會向背部呈放射狀散開。
2. 肚臍周邊出現陣痛性疼痛，並且向前胸、後背、腹腔廣泛地輻射擴散。
3. 右上腹部劇烈絞痛，並且往右肩的症狀方向散開，出現類似「膽絞痛」的症狀。

一般而言，胰臟癌早期出現的大多是類似「消化不良」的疼痛，而非典型的上腹部疼痛，多半都是比較輕微的疼痛，之後才逐漸加重而演變成劇痛，向中背部、前胸呈現放射狀疼痛。

當患者仰躺或是伸展背脊時，都會感到疼痛加劇或引起更嚴重的後背部疼痛，甚至須改爲側躺或彎腰屈膝才能緩解疼痛感，這種狀況常見於胰臟體部及尾部癌症患者。有時候可以從患者疼痛的部位來推斷癌症病灶的位置，如出現在上腹部偏右方的疼痛，大多是因胰臟頭部的腫瘤所引起；而在上腹部偏左的疼痛，病灶位置可能位於胰臟體部或尾部等。

通常如果是上腹部靠近心窩的地方，產生突如其來的劇痛，就醫時應該先鑑別是否爲食物中毒，考慮是否爲因生食所引起的腸胃不適，若排除此可能性，便須再做進一步的檢查。一旦劇烈疼痛位置擴大至背部，並造成噁心、嘔吐的症狀，也要確認是否爲急性胰臟炎；若發生疼痛並造成體重不斷下降，就非常可能爲慢性胰臟炎，甚至是胰臟癌了。千萬不能忽視，一定要至醫院做詳細的身體檢查。

有時候，上腹痛伴隨黃疸，可能是其他消化系統病變，除了胰臟癌，也有可能是肝臟、膽道、胰臟炎、肝癌、急性膽囊炎、膽囊癌等，上述都可能出現此兩種典型症狀。而造成腹痛的原因，是因爲發炎或是腫瘤擠壓器官所引起的。此外，如果發炎物滲出，或是腫瘤壓迫胰管、膽管造成阻塞，也會出現絞痛的情形。

引起黃疸的原因則是由於發炎物滲出造成肝臟中毒，造成膽紅素代謝障礙，腫瘤或是結石壓迫造成膽道阻塞，小膽管因壓力過高而破裂，膽紅素逆流進入血液循環，引起黃疸症狀。總之，隨著病情的發展，胰臟癌引起的疼痛部位、性質和程度都會有所轉變，應該要時時觀察留意。

Q 眼睛和身上變黃了，小便特別黃會是胰臟癌嗎？

A 因爲胰臟的分泌常在腸道的出口（十二指腸附近），也和膽囊的總膽管靠近，所以長在胰臟頭部的腫瘤會較容易影響膽汁的排泄造成黃疸。

有三成左右的胰臟癌患者，初發症狀中就出現了黃疸，也有大約五成以上的胰臟癌患者會在不同的時期發生黃疸，並出現進行性茶色尿液的症狀。就臨床上來說，腹痛是胰臟癌第一個出現的臨床表現，其次就是黃疸。80％的胰臟癌病患在出現黃疸之前，上腹部會有悶脹的不適感，通常黃疸發生前就會出現上腹部疼痛；而當黃疸出現時，則會伴隨茶色尿、陶土樣糞便及皮膚搔癢的症狀。

就整個病程而言，病灶發生於胰臟頭的患者，有高達80％的機率會先出現黃疸的症狀，甚至還可能觸摸到腫大的膽囊；病灶位於胰臟體部與尾部的患者，則會因爲癌細胞浸潤或轉移到總膽管、肝門淋巴結，引起膽管阻塞，影響膽汁分泌，在病程後期會出現「阻塞性黃疸」。隨著胰臟癌的發展，有時候患者還會出現「無痛性黃疸」，或是黃疸現象降低、暫時消失。其原因可能是腫瘤的中心部位壞死，阻塞的膽管暫時恢復通暢，但並非是病情獲得緩解的緣故，因此更應提高警覺。總言之，黃疸雖然並非胰臟癌的早期症狀，但卻是一定會出現的症狀之一，如果出現不明原因的黃疸，應該要盡速就醫進行全面檢查，如果是胰臟癌併發黃疸，通常治療效果都較差。

另外，身體皮膚發黃要與食物性黃疸鑑別診斷，有時若吃了過多含黃色素的食物，如芒果、木瓜、柳橙、胡蘿蔔、南瓜、番薯等，也會使皮膚變黃，但這並不是真正的黃疸，也不影響身體健康。門診中常會遇到平時特別注意健康飲食的人會有這種現象，其實一點都不用擔心，食物性黃疸也可以在停止吃這些食物約一個月以後慢慢消退。

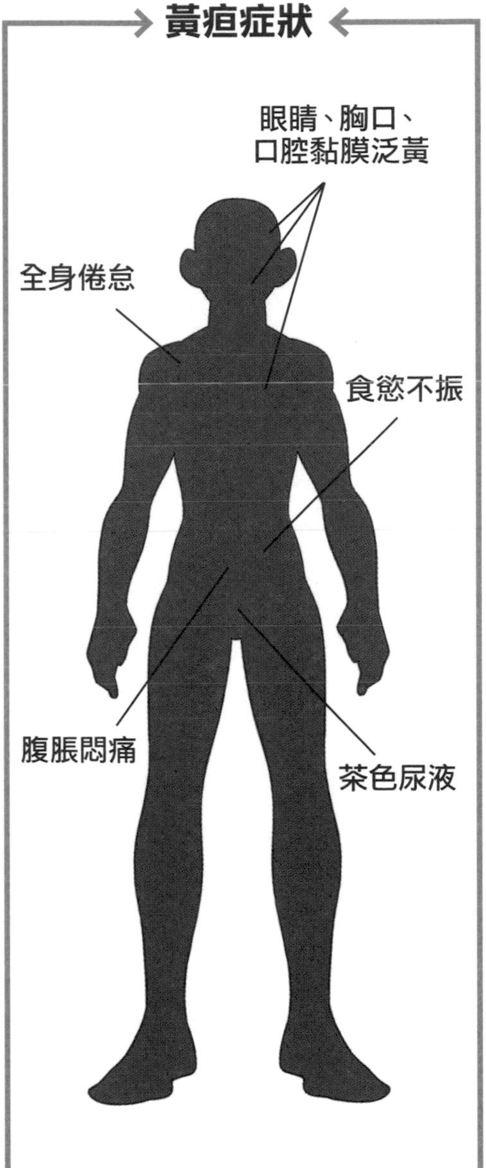

怎樣才能發現早期胰臟癌？

根據衛生署的資料顯示，我國罹患胰臟癌的人數近年來逐漸攀升，目前居惡性腫瘤死亡原因前十名，平均每天就有四人死於胰臟癌。胰臟癌預後差，存活率低，原因在於胰臟癌除了「抽菸」是確定的危險因子之外，並沒有特定的高危險群。而胰臟的位置隱密，再加上幾乎沒有自覺症狀，要在腫瘤發生的早期發現，實在非常困難。

因此，爲了早期發現，定期檢查是最重要的一件事。當患者發覺罹患胰臟癌時，大多數病情都已經惡化，進行手術的效果已經不大，所以多數患者只選擇延長存活期的治療；但如果在胰臟癌早期，還能夠進行手術的階段時發現，預後與存活期相對都會提高。因此除了定期接受超音波檢查外，還可接受檢驗碳水化合物細胞表面抗原（Carbohydrate cell surface antigen19-9），也就是CA19-9的方式。

CA19-9是常被用來追蹤人體腺癌的腫瘤標記，CA19-9血中濃度在胰臟癌及膽道癌發生升高的機率較高，除了使用CA19-9來追蹤胰臟癌之外，也會用於追蹤大腸直腸癌手術復發的跡象，以及預後的參考。

但是CA19-9指數並不具有特異性，因爲在某些疾病如其他腸道腫瘤也會出現血液中CA19-9升高的現象，因此無法單獨運用檢測CA19-9指數做爲篩檢胰臟癌的方式。

簡單來說，抽血和超音波是最簡單的檢查工具，但可能會有誤差，出現僞陰性，而比較能確認胰臟有腫瘤的檢查是電腦斷層掃描。

胰臟癌的篩檢

篩檢方式	用途
CA19-9	追蹤人體腺癌的腫瘤標記
腹部超音波	偵測膽管是否有受到腫瘤壓迫
電腦斷層掃描	檢視是否有腫瘤生長
核磁共振掃描	檢視是否有腫瘤生長
膽道攝影	較侵入性的檢測方式，可清楚檢視內部

上述這些為常見的胰臟癌篩檢，早期發現胰臟癌，才能享有更健康的身體。

Q 總結胰臟癌的早期信號有哪些？

A

胰臟的位置在後腹腔，因此容易被忽略。大部分的胰臟癌在初期發生病變時，並沒有明顯的症狀，通常等到癌細胞持續擴大、腫瘤造成壓迫，才會出現以下典型症狀。

1. 腹痛

在診斷出胰臟癌前的數月，會出現上腹疼痛或延伸至背部的不適感。有時候疼痛劇烈，只要平躺或伸展脊椎就會更加疼痛，採取側躺屈膝彎腰的姿勢才能減輕疼痛。

2. 體重減輕

胰臟癌患者因食慾、消化、吸收都變差，導致體重減輕的速度非常快，幾個月內會瘦下十幾甚至超過二十公斤。

3. 黃疸

由於位於胰臟頭的腫瘤壓迫到總膽管，或是癌細胞侵犯膽管，造成膽汁分泌不順，一半以上的胰臟癌患者會出現黃疸，造成皮膚發黃、眼角膜黃、茶色尿液、皮膚發癢的症狀，甚至還會有發燒、畏寒的現象。

有時候以上的症狀並不明顯，反而出現其他的臨床表現，包括：

- 糖尿病、體重急速減輕。
- 神經精神系統異常。
- 急性膽囊炎或胰臟炎。
- 多發關節炎或皮下結節：有些胰臟癌患者因脂肪壞死合併發炎反應，在四肢或軀幹部位會出現許多體積小且疼痛的皮下結節。
- 胰臟癌侵犯腸胃道黏膜血管並導致胃腸出血。
- 背部脊柱疼痛。
- 轉移性的血栓靜脈炎。
- 其他如噁心、嘔吐、便祕、全身疲憊和油便都是常見的症狀，而當癌細胞擴散時，還會引發腹水及上、中部背痛。

平常注意隨時觀察身體的異常現象，如果發現有上述的症狀，盡速到醫院檢查，才能早期發現、早期治療。

Q 定期體檢可以幫助及早發現胰臟癌嗎？

A

雖然與其他腫瘤的罹患率相比，胰臟癌只佔了惡性腫瘤的2%左右，但近年來卻有逐漸升高的趨勢，對於介於40～50歲的男性，罹患胰臟癌的機率更提升爲80%。加上胰臟癌早期不容易發現，因此爲了能夠早期發現、早期治療，平時的定期檢查就變得很重要。此外，胰臟癌早期徵狀並無特異性，因此容易被忽略或誤診。例如腹痛卻誤診爲膽囊或膽道疾病、以爲一定會出現黃疸症狀，或是出現黃疸卻誤診爲黃疸性肝炎，這都是因爲過於依賴特異性不高的檢查結果，或輕易判定爲一般消化系統疾病之緣故，以至於延誤醫治。

現階段來說，雖然胰臟癌的診治焦點還是放在中、晚期，醫師要盡量做到不誤診，以期能夠早發現胰臟癌，而對於四十歲以上，有黃疸、上腹痛、體重減輕、噁心、嘔吐或突發性糖尿病的患者，更要高度爲懷疑胰臟癌，進一步做篩檢。

近年來流行病學統計指出，胰臟癌占國人十大癌症死因的第八位，且胰臟癌的死亡率非常高，就算還能手術切除，存活時間也可能僅有一年左右，存活五年以上者，不超過5%，只有早期治療才會有較高的存活率。因此，平時除了充實保健知識之外，也要定期做健康檢查，包括胰臟的相關檢查，如有需要也必須進行電腦斷層掃描檢查，才能在適當時機得到最好的治療。

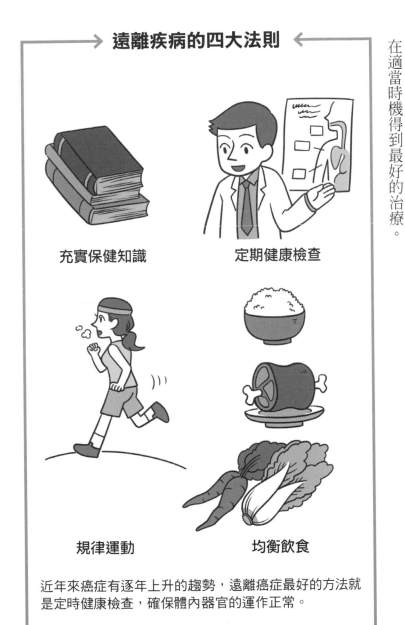

遠離疾病的四大法則

充實保健知識

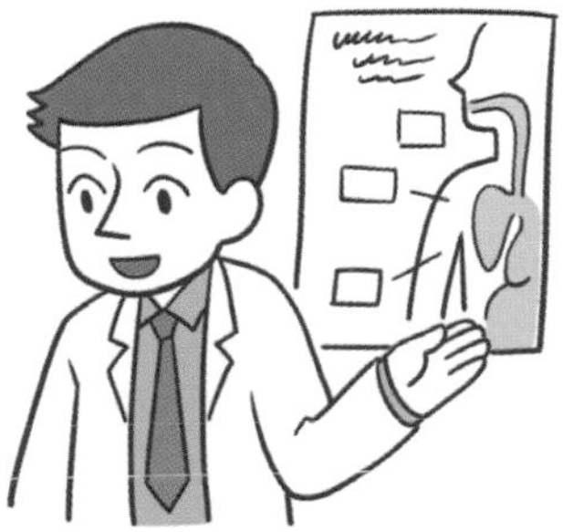

定期健康檢查

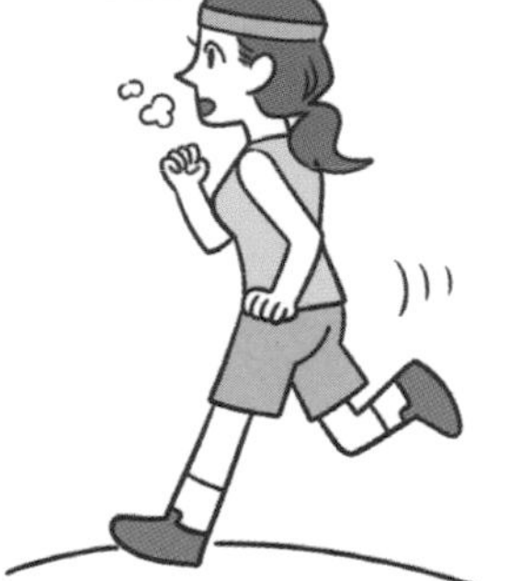

規律運動

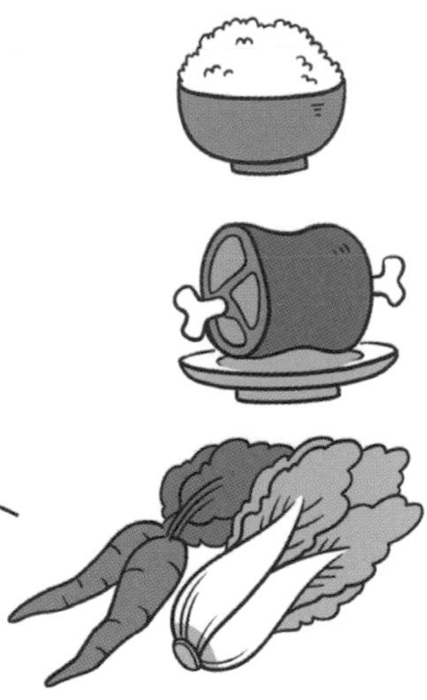

均衡飲食

近年來癌症有逐年上升的趨勢，遠離癌症最好的方法就是定時健康檢查，確保體內器官的運作正常。

PART 3

我確實得了胰臟癌嗎？

Q

為了確定有沒有得到胰臟癌，我要做哪些檢查？

A

目前篩檢胰臟癌的方法有：

- 腹部超音波（對於胰臟體部和尾部的腫瘤偵測率較低）
- 內視鏡逆行性膽胰管X光攝影檢查（ERCP）
- 電腦斷層攝影檢查（CT scan）
- 血清腫瘤標記檢查
- 血清胰酶

由於胰臟藏於後腹膜腔，一旦出現疑似胰臟癌的症狀，可能已經處於晚期，甚至發生浸潤或是轉移現象，因此需要與其他疾病進行鑑別診斷。常誤診的疾病如下：

1. 慢性胰臟炎
2. 胃、十二指腸疾病
3. 膽囊及膽道疾病
4. 黃疸性肝炎
5. 結核性腹膜炎

以上繁多的檢驗中，可從臨床症狀的表現、相關影像檢查，選擇測定的腫瘤標記，加上其他造成非特異性數值升高的可能因素，做出正確的輔助診斷、預後評估，並選擇最恰當的治療方式，有效地做出治療評估、術後追蹤。

篩檢胰臟癌的方法

篩檢方式	用途
腹部超音波	利用高頻率聲波穿過人體腹部，經由聲波的反射與電腦計算，將腹部的正常及異常構造呈現出來。
ERCP	利用十二指腸鏡將導管放入膽胰管，再注入顯影劑以觀察內部構造。
CT scan	利用 X 光光速穿透身體，再經由電腦重組人體顯像。
血清腫瘤標記	使用抗體偵測血清腫瘤抗原。
血清胰酶	檢視血液中的胰酶是否異常。

為了檢測是否有胰臟癌，可從上述的這些檢查與醫師的診斷，來釐清病情的狀況。

Q

驗血在胰臟癌的檢查上有幫助嗎？

A

胰臟是人體中重要的分泌腺體，主要分泌消化酶幫助人體消化，以及分泌胰島素調節人體內的醣類。常見於胰臟的疾病有急性胰臟炎、慢性胰臟炎、胰臟癌等，其中慢性胰臟炎與胰臟癌經常無自覺症狀，因此很難早期發現、及早治療，尤其是胰臟癌，發現時大多爲時已晚。

目前從血液檢查中有較高機會可發現胰臟異常的檢驗，包括抽血檢查血液的澱粉酶（Amalase）及腫瘤標記檢查癌抗原 CA19-9 篩檢。

1. 抽血檢查

有些胰臟癌病患會出現貧血症狀，而血清澱粉酶（Amalase）以及鹼性磷酸酶（ALKP）也會上升。除了胰臟會分泌澱粉酶之外，唾液腺也會分泌澱粉酶，因此在抽血檢查時，如果血液中的澱粉酶濃度升高，應同時進行鑑別檢查，區分何者出現異常。

2. 腫瘤標記檢查

腫瘤標記檢查是針對胰臟癌高危險群的血清，利用癌瘤本身分泌的特異性物質溢流到血液循環的特性，發展出來的一項癌瘤標記檢驗，爲了使胰臟癌患者能夠得到早期治療的機會。

最常拿來做胰臟癌腫瘤標記的是CA19-9和CEA兩種血清檢驗。不過，除了胰臟癌之外，膽胰交界處的腫瘤和良性病變也會使血液中的CA19-9指數升高。

此外，膽管癌也會造成CEA指數升高，因此需要與其他檢驗配合，特別是腹部超音波和電腦斷層以便確認是否爲胰臟癌。

瞭解血液檢查報告

檢查項目	偏高的可能原因	偏低的可能原因	須參考其他檢查
血小板 PLT	1. 脾臟切除 2. 血小板增生症	1. 免疫系統疾病 2. 白血病／敗血症 3. 脾臟腫大 4. 藥物作用	
白血球 WBC	1. 懷孕 2. 細菌感染 3. 白血病藥品 4. 組織發炎壞死	1. 脾臟腫大 2. 用藥不良反應 3. 病毒感染	1. 白血球分類 2. 紅血素 3. 血球抹片
紅血球 RBC	1. 慢性肺疾病 2. 抽菸 3. 紅血球增生症	1. 貧血／營養不良 2. 胃腸道疾病 3. 月經量過多	須與多項血液檢查綜合檢視。

多數人一拿到檢查報告，常會看不懂血液報告，血小板、白血球、紅血球高低都有一定的因素。

Q 斷層掃描可用來檢視胰臟嗎？

A 電腦斷層掃描（CT）可避開超音波掃描受到腸氣影響的障礙，清楚看到胰臟外觀及其鄰近器官的影像，能夠觀察腫瘤本身，也能呈現出胰臟外擴散的跡象、腫瘤與上腸系膜血管解剖學關係。

此外，也能發現是否有胰膽管擴張、腹水、侵犯血管肝臟或淋巴轉移等情形，是比較準確的胰臟癌檢查工具。

電腦斷層的檢查結果會影響到胰臟癌病患的治療方式，且提供外科醫師作爲手術步驟的參考依據。而電腦斷層掃描可以搭配核磁共振與血管攝影檢查來提升診斷胰臟癌的正確率。但缺點就是無法察覺到直徑太小的胰臟腫瘤，也無法鑑別是否爲其他非腫瘤病因，如較小的良性腺瘤或神經內分泌瘤。

電腦斷層的優劣比較

優點

1. 檢測速度快，約半小時即可完成全身掃描
2. 具全面性，可同時紀錄骨骼、軟組織和血管
3. 與核磁共振成像（MRI）相比，費用較便宜
4. 限制較少，可比核磁共振成像（MRI）檢測出更多元的面項。

缺點

1. 不適合孕婦（可能使胎兒受輻射之苦）
2. 軟組織造影之對比度較差
3. 輻射量比X光照射高出許多
4. 非必要時，不建議兒童使用
5. 注射「對比劑」有潛在風險，如過敏
6. 影像結果較詳細，易造成錯誤的過度解讀

是否要進行電腦斷層，可以先自己評估看看狀況，並參考醫師的建議。

核磁共振能幫助確診胰臟癌嗎？

胰臟腫瘤在影像檢查中會呈現出實心與囊性兩類，胰臟神經內分泌瘤、胰臟淋巴癌及胰臟癌屬於實心的胰臟腫瘤，囊性胰臟腫瘤則包括良性及低度惡性胰臟腫瘤，例如單純囊泡、胰臟僞囊腫、固狀僞乳頭狀腫瘤、漿液性囊腺腫瘤、黏液性囊泡腫瘤、胰管內乳頭狀黏液性腫瘤等。一般來說，使用電腦斷層掃描（ＣＴ）用來評估腫瘤本身大小、是否對周邊器官、血管造成侵犯，以便判定是否進行手術治療，但有時會遇到無法確診的腫瘤，必須以其他影像檢查來輔助診斷，例如核磁共振（ＭＲＩ）對於囊性腫瘤比電腦斷層掃描有較佳的影像觀察力，核磁共振對水分和軟組織的鑑別度較高，可辨別腫瘤是否與總胰管相通；此外，核磁共振也比較能觀察到囊腫內部構造，以便確診是否爲胰臟僞囊腫。癌症除了可藉由臨床表現與病理組織進行確診之外，還可以依影像醫學診斷及血液腫瘤標記偵測來篩檢與追蹤。

當人體出現腫瘤時，癌細胞會產生特殊物質，有時候正常細胞受到某些刺激也會分泌特別的代謝物，這些特殊物質是不同種類的血中蛋白質、酶、激素、抗原等物質。一旦這些物質在體內的含量升高，表示可能是癌細胞在體內開始生長。利用這種特性來抽血篩檢癌症，就是因爲癌症病患的血清中有某些特殊成分指數會升高，而這些特殊成分就是腫瘤標記。種類繁多的腫瘤標記，常用於各種癌症的篩檢、診斷、分期、預後，也會用來評估治療效果、是否轉移或是復發。雖然利用腫瘤標記可方便於追蹤，但是檢測得到的數值需依賴專業知識與經驗來判斷，不能當成單一依據，最終的判斷仍須以影像和切片病理報告爲依據。千萬不要因數字的變化就過度憂心忡忡。

下述爲目前被發現可應用的腫瘤標記分成下述幾大類：

1. 單株抗體的醣類抗原

包括 CA-150、CA-15-3、CA-125、CA72-1、CYFRA21-1、SCC 等，使用融合瘤技術來培養癌細胞，以其產生的單株抗體的醣類抗原爲測試對象。

2. 癌關聯性蛋白

此類腫瘤標記平常含量非常微少，大多爲正常組織、細胞內的正常成分、代謝物，當相對應的腫瘤發生時，血中含量會遽增，此類腫瘤標記有骨髓瘤蛋白 (IgG、IgA、IgD 或 IgE)、前列腺特異抗原 (PSA)、甲狀腺球蛋白 (thyroiobulin)、組織多胜抗原 (TPA) 等。但也有多種良性疾病發生時，癌關聯性蛋白的含量數值會提升，因此對於腫瘤標記的器官與組織特異性偏低。

3.癌胎性蛋白

甲型胎兒蛋白（α-FP）、癌胚性抗（CEA）原都屬此類腫瘤標記，不一定能用以篩檢癌症，但可用來監測癌性腫瘤的發展及復發跡象。

4.接受器

包括運鐵蛋白接受器（transferrin receptor）、人類白血球抗原（HLA）、賀爾蒙接受器（hormone recepters）等。有些腫瘤對於賀爾蒙的依存性很高，有豐富的接受器，例如乳癌、子宮內膜癌、卵巢癌等。

5.酵素

有些組織特異性的血中酵素，可用於推測相關器官或組織的癌症的存在，診斷與觀察腫瘤的治療成效，如乳酸脫氫酶（LDH）、鹼性磷酸酶（ALP）等。

6.賀爾蒙

當人體中的消化系賀爾蒙與異位性荷爾蒙血中值發生異常時，會引起特殊的症狀。因此，醫生會透過患者的臨床表現，懷疑是否有罹患癌症的可能性，再經由抽血測定相關的賀爾蒙血中數值以做出確診診斷。

常見的癌症腫瘤標記

腫瘤標記項目	檢測癌症種類	非腫瘤引發因素
癌抗原 19-9（CA19-9）	消化道、惡性腫瘤、胰 癌、膽管癌	阻塞性黃疸、急性肝衰竭、急性肝炎、慢性酒精性肝病、急性胰臟炎、慢性非酒精性肝病、慢性胰臟炎、糖尿病、間質性肺疾病、膠原血管疾病
癌抗原 125（CA125）	胰 癌、大腸癌、卵巢癌、肺癌、乳癌、子宮內膜癌	子宮內膜異位、懷孕、月經期、卵巢囊腫、骨盆腔發炎、腹膜炎、肝硬化併腹水
癌胚抗原（CEA）	胰 癌、大腸癌、胃癌、肺癌、乳癌、甲狀腺髓質癌	抽菸、消化性潰瘍、發炎性大腸疾病、肝硬化、慢性肺疾病、胰臟炎、甲狀腺功能低下
攝護腺特異性抗原（PSA）	攝護腺癌	攝護腺炎、良性攝護腺肥大、攝護腺創傷
甲種胎兒蛋白（AFP；α-fetoprotein）	肝癌、生殖細胞瘤	急性肝炎、肝硬化、肝臟再生、懷孕

由於腫瘤標記具非特異性，變數也過多，因此不能用來當成癌症確診的依據，僅能視為參考與警訊，當檢驗出異常的數值時，應該進一步搭配其他實體影像的檢查，例如斷層掃描、超音波、內視鏡等，以幫助確診。

Q

照X光能確認是不是胰臟癌嗎？

A

一般的X光是無法確診胰臟癌。腹部的X光檢查只能看出腸氣的分佈情形，如果沒有造成腸阻塞的話，單靠X光檢查是沒辦法判別有無腫瘤的。

為了檢查出腫瘤病灶，臨床上會使用影像學檢查與內視鏡檢查等，影像學的部分包括X光檢查，而X光檢查分為使用顯影劑的造影法與不使用顯影劑的一般顯影法。用X光照射身體特定部位時，因為各臟器與病變不同，會有不同的透光率，X光照射就是利用這種特點拍出陰影圖像來輔助診斷。

就胰臟癌來說，單單靠X光照射是檢查不出來的，只能做為輔助性的檢查，加上胰臟的位置特殊，必須透過多重檢查、篩檢的方式，經過綜合判讀才能做出較正確的診斷。

因此若只藉由X光的檢測結果來判別身體狀況，易造成病情的延誤，甚至造成更大的損害。不管做任何篩檢，仍須以多重篩檢為主，確保檢查的準確性。

胰臟癌的確診

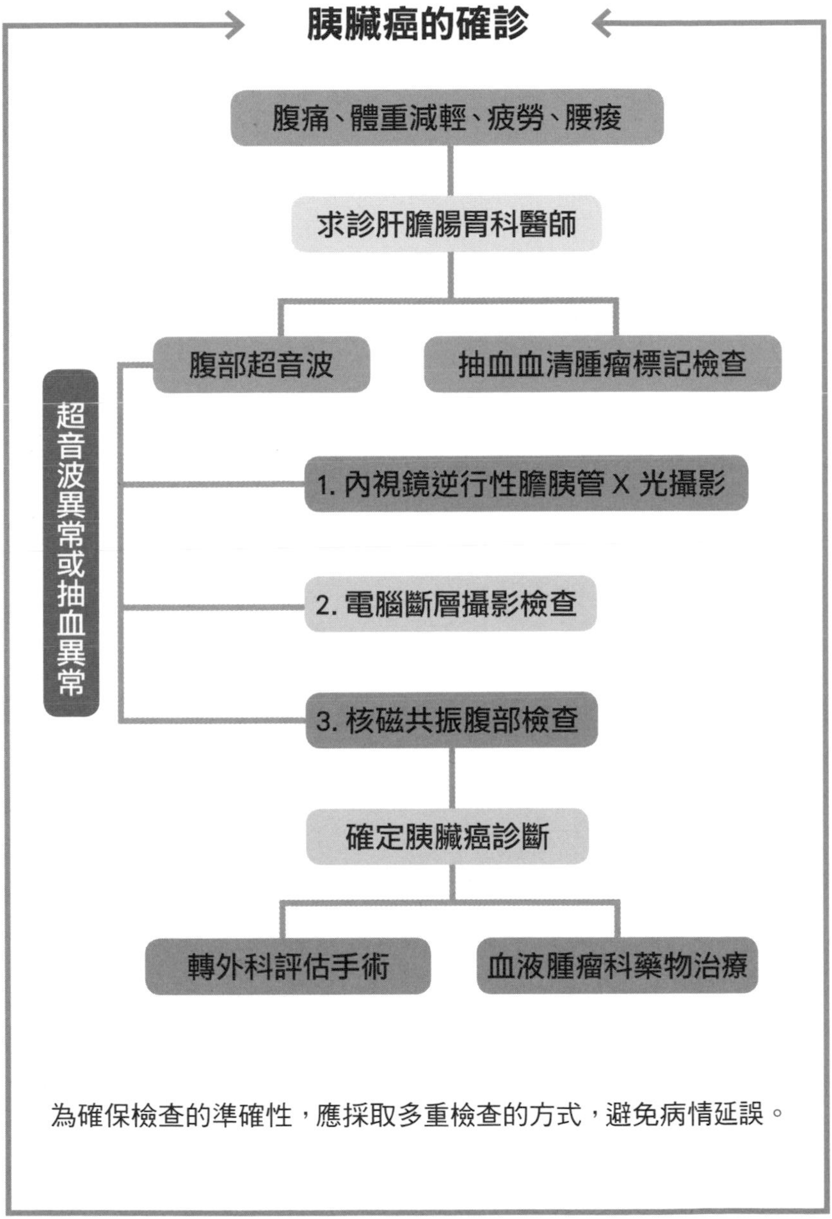

為確保檢查的準確性，應採取多重檢查的方式，避免病情延誤。

細胞學病理檢查是什麼？能幫助確診胰臟癌嗎？

病理組織學檢查，主要是針對臟器、組織及細胞等形態上的變化進行檢查。病理學檢查分為三類，病理解剖、外科病理檢查和細胞學檢查。

腫瘤病理檢查屬於外科病理檢查，透過手術、內視鏡、細針或粗針穿刺法，取得病灶組織，透過顯微鏡觀察病灶細胞，並且統整病患的臨床表現、影像學檢查及實驗室檢查來做診斷。

就惡性腫瘤而言，組織病理學的功用包括了腫瘤鑑定、腫瘤分期、腫瘤侵犯程度、淋巴血管侵犯或轉移跡象、開刀的適當性及術後追蹤等重要訊息。也就是說，在病理檢查之後，配合其他資訊，就可以確診惡性腫瘤，當然包括胰臟癌。

在惡性腫瘤治療前後，醫療團隊會再次開會確認腫瘤的組織病理學變化，作為治療的依據。胰臟癌的病理分型有以下：

1. **導管腺癌**

在胰臟癌中有80%以上屬於導管腺癌，由分化不同程度的導管樣結構的腺體構成，伴有豐富的纖維間質。導管腺癌與罹患慢性胰腺炎時增生及殘留的導管很難鑑別。

2.小細胞癌

胰臟癌中約有3%爲小細胞癌，小細胞癌型態上與肺小細胞癌相似，主要結構爲小圓細胞或燕麥樣細胞，常有出血性壞死。小細胞癌的預後很差，存活期約在兩個月。

3.胰泡細胞癌

腺泡細胞癌僅佔胰臟癌的1%左右，腫瘤細胞呈圓形、柱型、多角形。腺泡細胞癌主要轉移至肝、肺、脾或是局部淋巴結。

4.小腺體癌

小腺體癌爲較少見的胰臟癌，多發生在胰臟頭部，近年來研究顯示，胰腺癌可能爲內分泌細胞和腺泡細胞複合性腫瘤。

5.大嗜酸性顆粒細胞性癌

爲較爲罕見的胰臟癌種類，腫瘤細胞間具有豐富的嗜酸性顆粒性胞漿，細胞核呈圓形或卵圓形，排列成小巢狀。

什麼是細胞分化？

細胞分化是生物體發育的基礎，透過細胞分化，多細胞生物得以形成不同的細胞和組織。正常細胞受到基因控制而分化，形成組織器官來發揮各種不同功能。例如腸道內壁黏膜、皮膚表皮細胞、骨髓造血細胞都不斷在進行增殖、分化、成長、老死。換言之，幹細胞分化之後，結構與功能上會發生差異，成為所謂「單能性」細胞。雖然子細胞的基因組與幹細胞一樣，但只能分裂出同等細胞的子細胞，正常的情況之下，細胞分化是穩定且不可逆的。

但當細胞受到基因突變，或是外在刺激例如病毒感染、放射線及有毒致癌物，使得基因控制出現問題，導致細胞產生變化之後，變化的細胞就會脫離正常的分化程序繼續分化下去，而細胞癌就是因此而產生，對病理學來說，變化的細胞也就是所謂的致癌因子，而分化對於癌症細胞的演變結果，有著重要意義。

通常正常細胞的排列較為整齊，而細胞分化與代謝過程若無法將突變的基因清除，就可能導致癌化細胞，而癌化細胞的排列也會跟著改變；對中醫而言，這種致癌與抑癌基因的平衡性，常代表著人體體內正氣的盛衰，對體質的調養有著重要的意義。

細胞的生命歷程

(一)正常細胞生命歷程

增殖

↓

分化 使細胞趨向專業化，並提高人體的生理機能。

↓

成長
- 水分變少且代謝變慢
- 細胞膜通透性改變
- 呼吸速率減慢

↓

老死 細胞死亡

(二)癌症細胞生命歷程

失序
- 致癌基因的活化或抑癌基因的失能
- 連續突變
- 致癌物的刺激或放射線

↓

增值 細胞排列異常，不斷新生細胞及血管

↓

轉移 沿著淋巴或血管擴散轉移

細胞分化其實並沒有想像中的困難，它是所有生物的發育基礎。

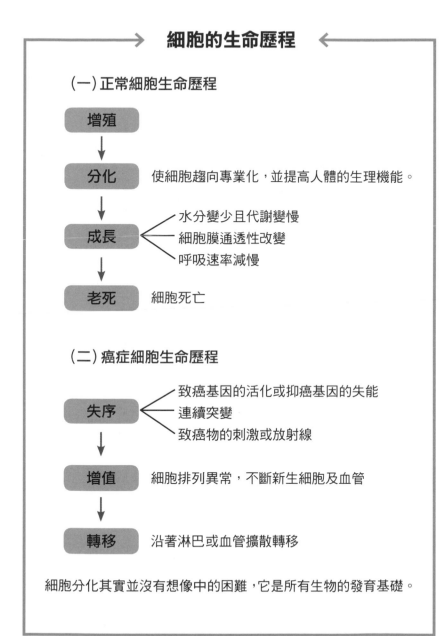

Q 淋巴結浸潤和轉移是什麼？

A 浸潤是指正常組織受到異常細胞入侵，出現了異常細胞、病變組織，並向周圍擴散的現象。除此之外，細胞間質中還會出現異常物質，甚至某些物質堆積過多，這也稱爲浸潤。

淋巴腺的功能是從淋巴液中清除細菌、異物及細胞廢物。當某部位的淋巴腺有細菌入侵時，該區的淋巴腺就會發炎、腫大，此現象稱爲淋巴結反應性增生，這可說是惡性細胞是吞噬細胞浸潤所造成的結果。另外，當腫瘤細胞發生淋巴結浸潤時，往往是惡性腫瘤的特徵。

血液轉移和淋巴結轉移是腫瘤最常見的轉移方式，淋巴結轉移指的是浸潤的腫瘤細胞穿過淋巴管壁，隨著淋巴液被帶到另外一個淋巴結，然後再產生同樣的腫瘤現象。

淋巴結轉移的順序，通常是以距離腫瘤最近的淋巴結爲優先，再依次轉移，而已發生腫瘤轉移的淋巴結，也會以相同的方式繼續轉移。臨床上也有患者曾發生跳躍式轉移的情形，就是腫瘤細胞繞過途徑中的淋巴結，直接轉移到較遠的淋巴結；還有一種情形，就是反向轉移，原因可能是因爲淋巴液順流方向的淋巴管已經產生阻塞。

淋巴系統示意圖

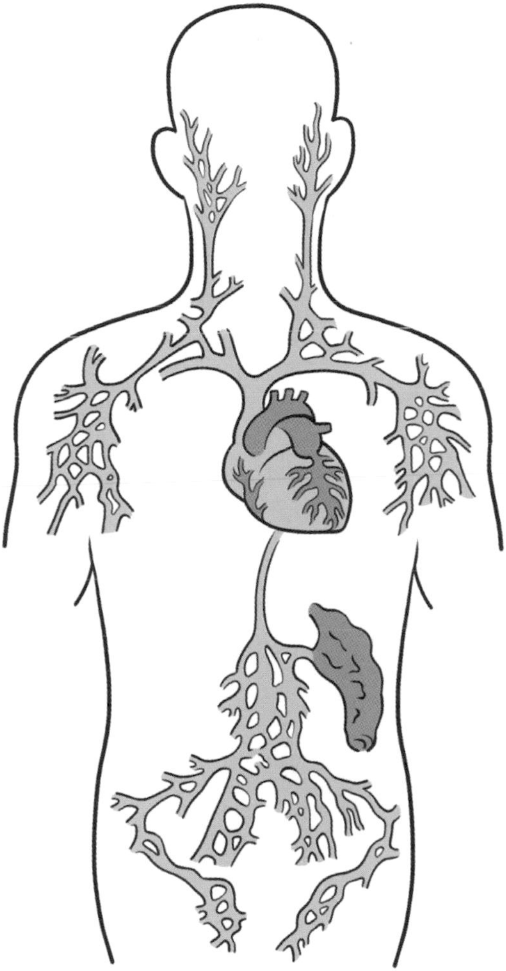

淋巴系統由淋巴、淋巴管與淋巴組織等所組成，可幫助體內液體平衡，也是身體重要的防禦系統。

什麼是分期檢查？怎樣分期？

當病理報告得到證實癌瘤的發生之後，下一步檢查的步驟就是進行分期確認檢查，來決定癌症的分期期別和治療方式，以及可能疾病的預後判斷。

分期檢查是利用以下兩種檢查方式，以幫助判斷淋巴結浸潤或轉移的程度。

1. 正子電腦斷層掃描（PET/CT）

正子電腦斷層掃描結合正子攝影與電腦斷層掃描的功能，達到影像融合的效果，具有3D的解析度，使得偵測癌症病灶的準確度大幅提升。

檢查的方式是將類似葡萄糖的物質注射入人體，由於癌細胞比一般細胞吸收更多的能量，影像中發現的不正常代謝區域，可能就是癌症病灶的位置。

正子電腦斷層掃描在臨床上的應用，除了篩檢全身多部位的癌症，診斷癌症分期之外，還能分辨是否爲惡性腫瘤，並且幫助後續預後、復發跡象的追蹤。

2. 手術

如果經過電腦斷層還不能確診胰臟癌的分期，醫師就會建議採用手術的方式來確認分期。

胰臟癌分期

階段	惡化程度
第 0 期	沒有浸潤性質的癌腫瘤
第一期	腫瘤細胞侷限在胰臟部位，沒有發生局部淋巴結轉移或是遠處器官轉移。還可依照腫瘤的大小分為兩期，腫瘤最大直徑不超過 2CM 者為 Stage IA，腫瘤直徑大於 2CM 者則為 Stage IB。
第二期	腫瘤細胞侵犯鄰近器官或組織，例如膽管、十二指腸，但是還未侵犯到腹腔動脈，或是上腸系膜動脈，也無遠處器官轉移。其次，無局部淋巴結轉移分為 Stage IIA，有局部淋巴轉移分為 Stage IIB。
第三期	發生淋巴結轉移，腫瘤已侵犯至腹腔上腸系膜動脈，尚無遠處器官轉移。
第四期	確定為遠處器官及組織轉移，也就是癌症末期

上述資料引用《1997 年美國癌症醫學會（AJCC）》

PART 4

該就診了：就診和治療

Q 我應該看哪個科？

A 當感到胰臟不舒服的時候，應該掛哪一科看診？這是數多患者常見的疑惑。有些醫院只有「消化科」或是「胃腸科」，卻沒有「胰臟科」。其實，消化系統的疾病屬於「腸胃肝膽科」，主要是診斷食道、胃、肝臟、膽道、胰臟、小腸及大腸等消化系統器官。

就消化系統的症狀而言，有腹痛、腹脹、嘔吐、腹瀉、便祕、食慾不振、胃潰瘍、黑便、吐血、皮膚變黃、容易疲倦、茶色尿、肝功能異常等。

通常，胰臟方面的疾病，以急性胰臟炎居多，而膽結石病患、三酸甘油脂過高或是酗酒的病患，較容易罹患急性胰臟炎，發病時會出現嚴重腹痛、背痛，同時還會出現嘔吐、發燒等症狀。

要特別注意的是，腹痛、黃疸、腹瀉、體重減輕也是胰臟癌的非特異性症狀，不可輕忽。因此民眾可直接掛號「消化科」或「肝膽腸胃科」。

胰臟常見的疾病

病症	說明
急性胰臟炎	體內大量的消化酵素被異常活化，並開始消化胰臟自身與周圍組織，甚至引起全身反應。
慢性胰臟炎	胰臟組織長期受到迫害而纖維化，進而失去消化酵素的作用。
胰臟癌	致病原因多元，可能與日常飲食習慣有關。
糖尿病	由於胰島素敏感性變差或分泌不足引起，可分第一型和第二型。
良性胰臟腺瘤	胰臟腺體異常分泌，可能造成腹痛或頭暈。

胰臟疾病可大約分為急性胰臟炎、慢性胰臟炎和胰臟癌等，若覺得胰臟不太舒服時，可直接至門診診斷。

Q

看醫生前我該做什麼準備？

A

在到醫院就診前，病人要先做好以下幾點：

1. **觀察自身的生理狀況**，例如出現哪些症狀，也都要記錄下來，以利就診時可以提供醫生資訊，做出基本的判定。

2. 一般肝膽腸胃科可能會做腹部超音波、胃鏡等檢查，**檢查前必須要禁食**6～8小時以上，並在檢查一小時後才可以進食。

3. 爲了檢查方便，就醫時應**穿著寬鬆的衣服**，必要時必須取下眼鏡、假牙等。

4. **放鬆心情**，不要過度緊張，給自己太大壓力，反而造成細胞負擔，不管任何疾病都是預防勝於治療。

就醫前的準備

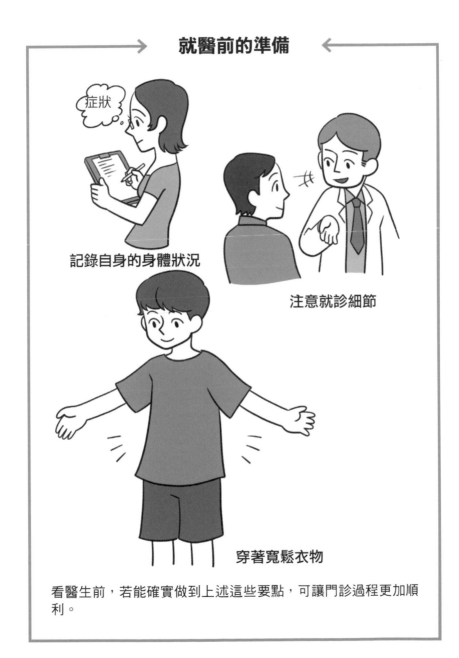

記錄自身的身體狀況

注意就診細節

穿著寬鬆衣物

看醫生前，若能確實做到上述這些要點，可讓門診過程更加順利。

Q 怎樣評估我的病情？

A

在實驗室診斷上，診斷和判定病情的方式，可以透過：

1. **病理學檢查和疾病史**。
2. **血液檢查**：CA19-9、LDH、CEA等腫瘤指數。
3. **超音波掃描**：不具侵襲性、無放射性，可重覆使用。
4. **經皮穿肝、穿刺膽道X光攝影**：常用於腸道或胰臟腫瘤等。此檢查可能會出現發燒、出血、膽汁分泌變少等症狀。而有凝血功能異常、腹腔內有腹水者須避免使用。
5. **收集胰臟分泌液作細胞學檢查**：區分分化情形、惡化程度。
6. **腹部電腦斷層或核磁共振造影檢查**
7. **電腦斷層或以超音波導引做組織切片檢查**：以針穿刺取出部分樣品送病理化驗影像學檢查、血清腫瘤標記可做爲診斷胰臟癌及評估手術的依據。

至於穿刺切片，由於一般民眾會有導致癌細胞擴散危險的疑慮，建議與醫師充份溝通後或是在腫瘤已經無法經由手術完全根治治療的情況才進行。

而病情的分期，主要依照檢查後判定，腫瘤的大小、侵犯程度（T）及有無淋巴結轉移（N）、遠處器官轉移（M）等情形來決定。也就是俗稱的TNM系統來判定，一般可以分為臨床分期和手術病理分期。

胰臟癌的分期

T 腫瘤大小和侵犯程度	T1 腫瘤在胰臟內，最大直徑為≦ 2 公分
	T2 腫瘤在胰臟內，最大直徑為≧ 2 公分
	T3 腫瘤延伸至胰臟外，但未侵犯至腹腔動脈幹或上腸繫膜動脈
	T4 已侵犯成無法切除的腫瘤

N 局部淋巴結的轉移情況	N0 無
	N1 有

M 遠處轉移	M0 無
	M1 有

醫生會依據上述三要素判別病期，並給予最洽當的治療方式。

確診胰臟癌後，我會面臨什麼樣的治療？

當醫師確診爲胰臟癌時，通常會進行以下的治療：

1. **手術切除手術治療**：如果可行，切除是比較好的治療方式，手術方式可以分成兩種，第一類是胰臟頭部腫瘤。所要接受的手術治療稱爲胰頭十二指腸切除及重建手術，又叫做「惠普式手術」(Whipple operation)，第二類是位在胰體部或尾部的腫瘤，所要接受的手術叫做胰尾切除手術 (Distal pancreatectomy)。
2. **放射治療**：以放射線照射的方式殺死腫瘤細胞，包括附近受感染的淋巴結。
3. **化學藥物治療**：化學藥物以注射或口服的方式進行治療。
4. **標靶治療**：實驗證明使用標靶藥物提高存活期，也比較沒有傳統化療副作用，但是由於所費不貲，在臨床上仍需審愼評估。
5. **術前輔助性治療**：手術前的輔助性治療，主要以化療或療合併放療爲主，目的是縮小腫瘤，提高手術的品質。
6. **術後輔助性治療**：胰臟癌切除手術後的病患，可能都有微觀的轉移，因此在手術後四到八週應開始進行術後輔治性治療，主要以單獨輔助性化療爲主。

7. **生物療法**：也許是未來許多癌症的治療方向，特別是化療或傳統標靶治療不佳的患者，不過目前尚未成熟，台灣也還沒正式開放，DC-CIK生物細胞免疫療法治療癌症是以激活、加強人體自身免疫力爲主，通過DC-CIK免疫細胞群來對體內的癌細胞進行殺傷清理，經過多次治療之後可能可控制癌細胞含量，從而幫助延長患者壽命，也提高患者生活品質，這和中醫所謂「邪之所湊，其氣必虛」是有相通性的。

胰臟癌的主流治療

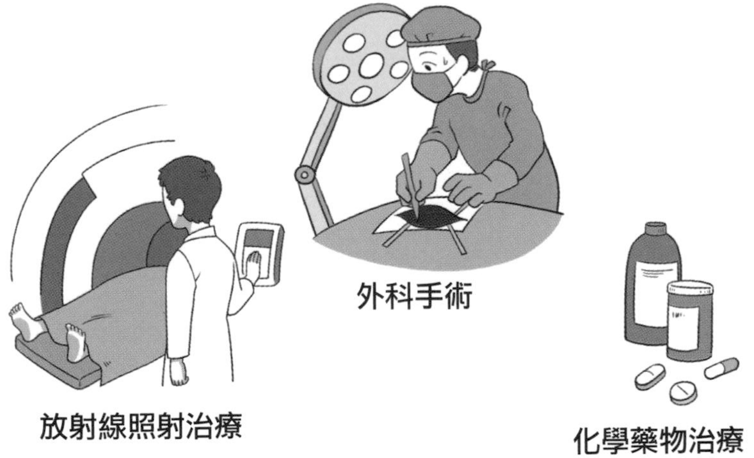

胰臟癌確診後，通常醫師會給予上述這些治療方式，並依病人的病情來斟酌。

胰臟癌的手術治療有哪些？

目前胰臟癌的治療，主要採取外科手術的方式切除病灶，觀察癌腫瘤的大小和擴散程度後，判斷有沒有手術的可能。除非腫瘤侵犯重要血管，或是已經有遠處轉移的現象。一般來說，手術切除的存活率都會比較高一點。

胰臟手術是腹腔手術中危險度最高、最耗時的手術。除了切除病灶之外，由於胰臟癌很容易擴散到周圍的部位，因此還需要擴大切除範圍。

胰臟癌外科手術進行的方式，能完全切除的部位有下列幾種：

1. 惠普氏手術法

發生在胰臟頭部的胰臟癌，目前較常使用的方法就是惠普氏手術法，其方式爲切除胰臟頭、遠端胃、十二指腸、膽囊、上端空腸切除、迷走神經截除，再配合將鄰近的十二指腸、末梢的胃與總膽囊管縫合至空腸。其中，空腸與胰管縫合處稱之爲「胰空腸造瘻數」；與總膽管縫合處稱爲「總膽管空腸切除術」，此切除術也可減輕阻塞所造成的臨床症狀；與胃縫合處則稱爲「胃空腸造瘻術」。惠普氏手術法是腹腔外科較複雜的手術方式，一般手術風險死亡率約爲5％。

2.胰臟尾部切除術

這種手術較少見，因為大部分位於胰臟體部或尾部的胰臟癌患者，通常都在較晚期時才發現，因此可能已經出現較多轉移的情況，大概僅有5%患者能接受手術切除。主要是當腫瘤出現在胰臟體部或尾部時，便會採取胰臟尾部切除手術，外科醫生會將發現腫瘤的部位切除。

3.全部胰臟切除手術

這種手術也比較少見，因為當腫瘤細胞擴散至整個胰臟時，病患通常處於末期。主要是將整個胰臟、部分胃、部分十二指腸、脾臟、膽囊、總膽管以及附近的淋巴結切除。全部胰臟切除手術雖然省略了縫合胰管、空腸複雜的縫合手術，也有利於淋巴結廓清術的進行，但是當切除全部胰臟之後，人體的內分泌及外分泌功能完全喪失，也就是消化作用與血糖控制作用都無法正常進行，預後也比切除部分胰臟差，除了降低併發症，提高少許的存活率，全部胰臟切除手術沒有比較大的優點。

4.姑息性療法

又稱症狀緩和治療法，雖然稱作姑息，但並非無用，而是因為無法手術的患者，仍必須確保飲食的營養支持和避免感染，來進行非手術的治療如化療或標靶，這是因為胰臟癌常發生的腸道阻塞和黃疸會影響患者體力。事實上，有80%左右的胰臟癌是無法以外科手術切除的，此時可是症狀進行緩解手術，主要用意是在於減輕身體不適的症狀。比如說，膽管或者十二指腸被胰臟裡面的腫瘤塞住了，就需要進行所謂的「膽道繞道手術」，以避免阻塞的情況發生。要是患者出現持續不退的阻塞性黃疸，則可在內視鏡導引之下放置支架，以讓總膽管保持通暢，同時方便引流膽汁，使黃疸消退。

由於胰臟癌不容易在早期發現，發生在胰臟頭部的腫瘤，只有約20%的病患可以施行完全切除手術，而發生在胰臟體部及尾部的胰臟癌，除非早期因為其他檢查順便發現，否則通常90%以上都已經無法切除，因此，大多數的手術都是利用來減輕癌症的症狀，改善生活品質，確保非手術治療能順利進行。

胰臟癌常見的手術治療

手術方法	適用對象	手術風險
惠普氏手術法	位於壺腹周圍的腫瘤	本項手術預期目標為腫瘤切除，改善病人預後。但死亡率高達 20%，也僅有 7%左右的五年存活率。
胰臟尾部切除術	1. 位於胰體部或尾部的腫瘤 2. 位於胰頸部但較靠左側的腫瘤	雖然死亡率小於 5% ，但併發症的發生率約 10-30% 。最常見的併發症為胰液滲漏等問題。
全部胰臟切除手術	腫瘤細胞擴散至整個胰臟	人體的內分泌及外分泌功能完全喪失，而消化作用與血糖控制作用無法正常進行。
姑息性療法	主要目的為減輕身體不適的症狀	較無風險性，大多用來減輕癌症的症狀，改善生活品質確保營養的支持。

Q 放射性治療有哪些呢？

A

就醫學理論而言，高能量的放射線可直接打斷DNA，殺死癌細胞，改善病患的臨床症狀，並阻止癌細胞繼續生長及擴散。但實際上，單純的放射性使用對於胰臟癌的治療並沒有預期中的滿意，胰臟惡性腫瘤對於放射線反應較差，而胰臟鄰近器官、胃正常黏膜對於放射線卻相當敏感。雖然如此，但放療對於胰臟癌來說，還是有其用處。以下提供兩類的放射治療，供讀者參考：

1. 術中放射療法

手術前施行放射性治療可以縮小胰臟癌瘤體積，有利於手術切除腫瘤。此外，也有以在手術進行中兼作放射線治療的方式，作爲治療胰臟癌的常規步驟之一。

這種作法有利於保護胰臟的鄰近器官，也使照射劑量、照射範圍變得較爲容易控制。根據臨床研究統計，術中放射療法確實延長病患的存活期，同時也有助於降低腫瘤的局部復發；如果再結合術後放射療法，對於病患的存活期延長效果更加明顯。

臨床研究發現，在進行放射治療的過程中，以化療藥劑作爲增敏劑，對於已經無法進行切除手術的局部晚期胰臟癌，可以提高療效，目前多主張採用放射療法、化學療法，配合手術切除以提高療效。因爲化學療法中的藥物，如5-FU，具有放射增敏作用，而放療本身又能改變「血胰屏障」，可以提升化療藥物的作用力，增加化療的效果。

但對於胰臟癌晚期病患來說，這種方式對延長晚期胰臟癌病患的生存期較爲有限，衍生的副作用也可能使患者的生活品質下降。

2.三維適體放射治療

此療法比常規平面放射治療先進，也是目前放射治療的主要方法。首先進行電腦斷層掃描，然後進一步分析其影像，使用特殊電腦程式，將腫瘤的形狀以三維空間的型態表現出來，並以此爲根據，準確地評估電療範圍，使高劑量區的分布形狀與靶區的形狀一致。三維適體放射治療有助於增加照射劑量，縮短療程時間，並且減少或避免周圍的正常組織受到不必要的輻射照射，維護病患其他器官組織的健康。

另外，放射性治療在病患發生膽道阻塞時，可用來減輕消化不良、緩解疼痛等症狀。

胰臟癌放療通常採行大劑量的治療方式，而爲了保護正常的組織細胞，放射治療的療程需要較長的時間，通常以一週五天，連續五週或六週爲一個治療週期。胰臟癌患者在接受放療期間不需要住院，只需要每天至醫院接受儀器照射，然後就可以回家休息。

Q 化療是怎麼一回事呢？

A 化療針對胰臟癌主要的目的在於控制腫瘤的增長，也是晚期胰臟癌最主要的治療方式，根據資料顯示，胰臟癌患者在接受化療後，平均存活期爲兩年左右。化學療法以藥物來殺死體內的癌細胞，醫生可能用一種或多種藥物混合的方式進行治療，可採行口服或是靜脈注射等方式，藥物進入體內之後經由血液運送到全身，所以它的影響遍布範圍全身。通常化療可採取「單一用藥」、「合併用藥」兩種模式。

1. 單一用藥

比較常用的藥物有過去用於治療消化道腫瘤的 5-FU、adriamycin 等，臨床上具有緩解疼痛、降低肝臟轉移的機率。此外，健擇注射劑（Gemciabine）爲美國第一個核准用於治療胰臟癌的藥物，目前健保有給付，而且副作用不強烈，如果單一使用健擇，腫瘤緩解率可以達12％左右，但是由於健擇注射劑對於胰臟癌並沒有特別強烈的反應，因此無法根治胰臟癌，主要用途爲延長存活期、緩解疼痛以及改善病患生活品質。

2. 合併用藥

臨床上，以 5-FU 爲基礎的聯合化學療法雖然廣泛應用，但對於胰臟癌並沒有明顯的療效。不過，目前依臨床看來，可以肯定局部動脈灌注優於全身化學療法，既可以提高藥物在癌瘤組織中的濃度，還能減少化學藥物的副作用。

另有實驗顯示，如果結合健擇注射劑（Gemciabine）與益樂鉑注射液（Oxaliplatin），使病患接受長約八週的療程之後，除了延長胰臟癌病患的存活期之外，有大約20％病患的腫瘤縮小。目前醫院針對轉移性或復發胰臟癌會以健擇合併其他藥物以增強效果。

許多學者認爲，對於胰臟癌局部侵犯無轉移，無法施行根除手術的病患，合併化療與放療比單獨使用放療效果較佳，但同時也提高了副作用，因此在治療前必須要評估病人狀況，在治療中也要經常監測副作用的發生。

除此之外，化學治療也會使用在胰臟癌根除手術之後，主要目的是降低病患復發率以延長生存期。

怎麼評估治療療效？

A

各種疾病經過治療之後，病患及家屬最在意的問題就是療效如何？但對於慢性疾病，或是難以治療的病症，評估療效的標準無法簡單表示是否治癒，因爲評估療效的標準比較複雜。

一般來說，評估療效可分爲：

1. 近期療效

觀察病灶的大小變化可分成四種類型

(1)完全有效（Complete Response）

可測或是可評估病灶完全消失，腫瘤細胞也無病變或繼發，沒有新的病灶出現，此種狀態至少維持四週。

(2)部分有效（Partial Response）

維持四周以上，可測或可評估病灶縮小50%以上，沒有新的病灶出現，繼發病變沒有惡化的情形。

(3)無變化（No Change）

持續四周以上，可測或可評估病灶縮小50%以下，或是增大範圍小於25%，沒有新的病灶出現，繼發病變沒有惡化的情形。

(4)疾病發展（Progressive Disease）

可測或是可評估病灶增大25%以上，出現新病灶，其他病灶出現惡化情形。

2.遠期療效

以較長期時間的生存期來進行病情評估，例如一年、三年或五年生存期。

3.其他

對於癌症晚期患者，評估療效的方式多以疼痛緩解程度、生存品質、生存期的長短等現況作爲評估條件。

根據以上療效評估方式，顯然對於藥物治療敏感的腫瘤，例如淋巴瘤、睪丸腫瘤、急性白血病等，治療療效可以達到完全緩解的標準，病人可以完全恢復正常；但是對於其他藥物治療不敏感的腫療，甚至是處於晚期的病患，以理論上的康復或不康復來評估療效，有時候反而會造成病患及家屬的壓力。

因此，在評估癌症療效時，除了腫瘤大小的變化之外，更應該考慮到病患的生存品質，尤其是有一些晚期病人，透過綜合治療，即使腫瘤還存在，但是生存期卻提高了，這也算是治療療效提升的一種結果。近年來，已漸漸傾向於對於病患的總生存期、平均生存期、中位生存期、無進展生存期、無復發生存期以及生活品質的評價作爲腫瘤治療療效評估的條件。

而中醫搭配的支持療法，正是傾向以維持患者腸胃消化功能，改善患者的癌因性疲憊，再去搭配一些經實驗證實對腫瘤有抑制效果的中藥，讓患者可以得到比較好的生活品質，只是千萬要注意一些抗癌中草藥的運用，務必諮詢過專業中醫師的意見，不要亂服偏方，未蒙其利，先受其害，那就得不償失了！

WHO 與 RECIST 療效定義的比較

反應	WHO	RECIST
完全有效	腫瘤以面積來測量，四星期後確認腫瘤是否完全消失，沒有病灶數的限制。	腫瘤以總長度來測量，四星期後確認腫瘤是否完全消失，每個器官最多五個病灶，不超過十個病變部位。
部分無效	腫瘤面積和減少 50% 或以上	腫瘤最大徑和減少 30%
無變化	非「部分有效」、「疾病進展」	非「部分有效」、「疾病進展」
疾病進展	腫瘤面積和增加 25% 或出現新病灶	腫瘤最大徑和增加 20% 或出現新病灶
世界衛生組織（World Health Organization，簡稱 WHO） 固體腫瘤反應評估標準（Response Evaluation Criteria In Solid Tumors，簡稱 RECIST）		

各個組織對療效的定義皆有所不同，除了上述這些，仍須依患者的整體情況來評估。

胰臟癌治療後的存活率高嗎？

早期發現，早期治療，是所有癌症處理永遠不變的鐵則。

胰臟癌如果晚期發現，是預後相當差的癌症，其中20％的病患可以手術切除病灶，接受手術切除治療的病患，生存期可達一年以上，五年存活率可達30％。

但由於胰臟癌發現不易，通常有八成以上病患發現時已經無法進行手術治療，無法進行手術切除的病患，在接受其他治療的狀況下，平均存活期約一年；如果沒有接受任何治療，由於可能嚴重影響患者營養狀況，平均壽命可能僅有三、四個月。

胰臟癌預後

期別	腫瘤大小	淋巴轉移	遠處轉移	平均存活月數
I A期	T1	N0	M0	24.1
I B期	T2	N0	M0	20.6
II A期	T3	N0	M0	15.4
II B期	T1-3	N0	M0	12.7
III期	T4	N1	M0	10.6
IV期	T4	N1	M1	4.5
* 判別胰臟癌的預後，須搭配胰臟癌分期表				

一．胰臟癌能早期發現，早期治療，預後還是最佳。

二．抽菸、喝酒等壞習慣必須戒除。

三．就算是晚期發現，只要能保持良好的營養狀況及體力，搭配新藥的治療與中醫的調理，還是可以打破這所謂四個半月的魔咒的。

胰臟癌的存活率可依腫瘤與轉移等面向來評估，醫師會給予患者最恰當的治療。

Q 該怎麼解決癌痛的問題？

A 引起癌痛的原因有好幾種，除了腫瘤細胞轉移之外，其中還包括了神經浸潤、腫瘤壓迫，以及軟組織浸潤所造成；此外，病患的生理與心理狀態也會影響到疼痛的程度。對於胰臟癌患者來說，嚴重的疼痛更是常見的症狀，有60％以上的胰臟癌患者首發症狀就是疼痛。除了上腹痛及背痛，如果發生後腹腔轉移、腫瘤細胞侵襲網狀神經叢時，就會出現中上腹部及中下背部的疼痛。

疼痛的問題會嚴重地影響癌症病患的生存品質，因此疼痛處置對於胰臟癌患者來說非常重要。

目前處理疼痛的方式有：

1. **經皮腔神經阻斷**

利用電腦斷層掃描的影像，在胰臟附近的神經叢中，以針頭插入注射酒精的方式，破壞神經叢的功效。

2. **放射治療**

在臨床上時常使用放療與化療並行，做爲舒緩疼痛的治療方式。

3.藥物止痛

藥物止痛是胰臟癌最常見的止痛方式，透過藥物作用於神經系統，暫時緩解疼痛。使用藥物止痛的原則儘量選擇口服，無法進食者才改予局部止痛貼片、直腸給藥或是注射方式。給藥從小劑量開始，並且評估效果及觀察藥物副作用，然後才漸增藥量。藥物止痛分爲三階段：

(1)非鴉片止痛藥加上止痛輔助藥

(2)可待因級藥物（弱效類鴉片止痛藥）、非類鴉片鎮痛藥及止痛輔助藥

(3)嗎啡級藥物（強效類鴉片止痛藥）、非類鴉片鎮痛藥及止痛輔助藥

較溫和的止痛藥如普除痛錠（Paraxwtamol）、非類固醇類消炎藥（NSAID）等；用於中、重度癌痛較強效的止痛藥，如可待因（Codeine）、舒敏長效錠（Tramadol）、右旋丙氧吩（DXP）、嗎啡（Morphine）、美沙酮（Methadone）以及吩坦尼（Fentanyl）等；此外，輔助止痛藥的目的則是爲了有效控制癌痛、減輕止痛藥的副作用。

4.膽道支架

胰臟癌患者由於胰管或膽管阻塞時會感到疼痛，尤其在進食之後疼痛的程度會顜加劇烈，透過內視鏡膽道支架置放減壓可以緩解疼痛。

劇烈，透過內視鏡膽道支架置放減壓可以緩解疼痛。

5. 心理輔導

有些疼痛是因爲心理壓力與心情低落造成的，例如日常飲食、睡眠、生活功能變化與人際關係互動等。透過家人、醫護人員的關心，使胰臟癌病患的心情得以抒發與依賴，對於疼痛的緩解也有幫助。

6. 中醫癌痛處理

中醫對癌痛的看法分爲兩種病因病機：實與虛。

實證爲不通則痛，由於正邪交爭，使氣機升降失常，氣滯血瘀、瘀阻脈絡，腫塊結聚，治療時著重理氣活血消癥；虛症多出現在癌病晚期，由於不榮則痛，是因爲邪傷正氣，氣血虛弱，無法榮養臟腑經絡導致，此時著重補養氣血、溫陽爲主。另外也可以搭配針刺或溫灸的處理。

戰勝癌痛的方法

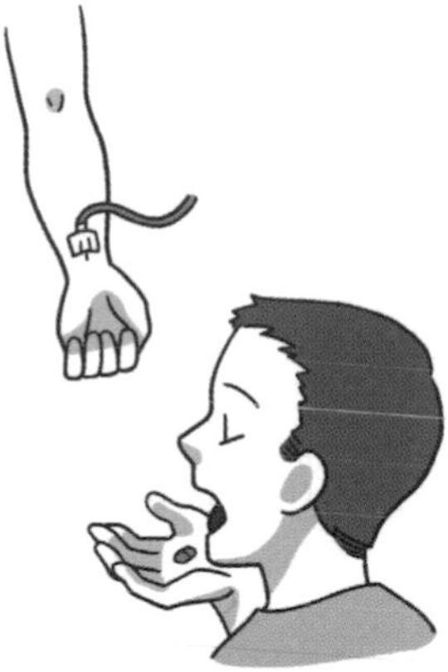

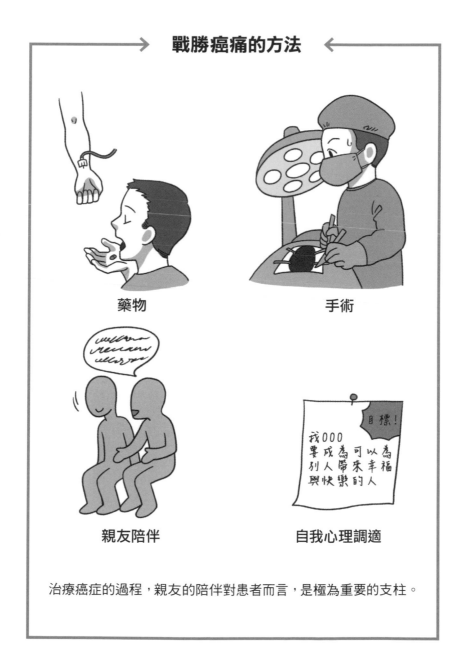

藥物

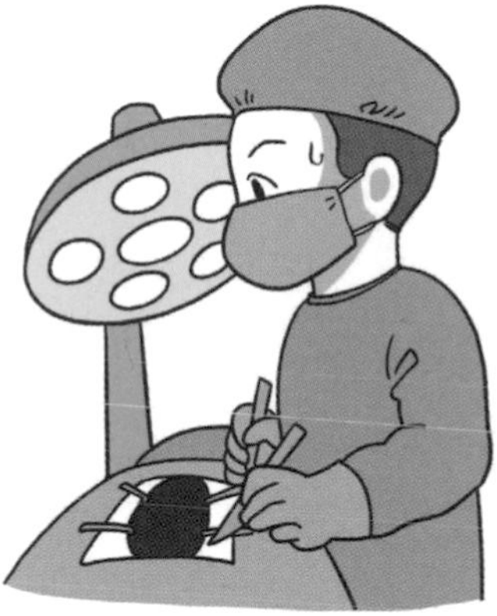

手術

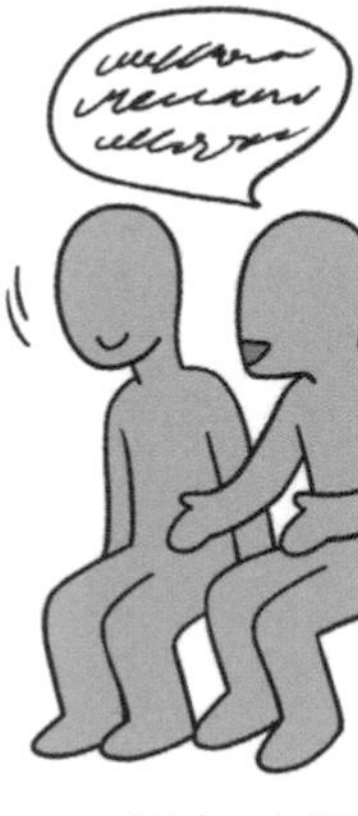

親友陪伴

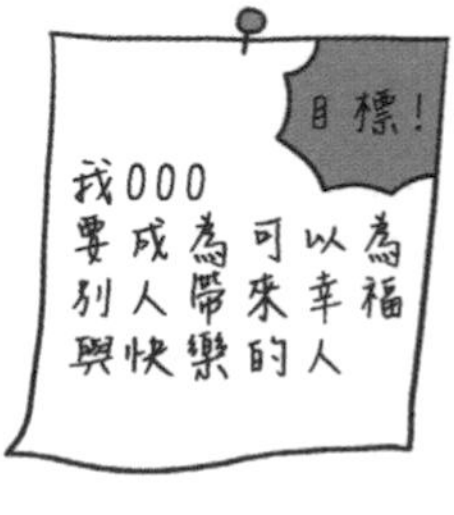

自我心理調適

治療癌症的過程，親友的陪伴對患者而言，是極為重要的支柱。

Q 不能手術時該怎麼辦？

A 胰臟癌的惡性程度很高，加上治癒率很低、短時間內就會喪命，因此死亡率位居惡性腫瘤死亡率的首位。

到目前為止，治療胰臟癌成效最好的就是以外科手術將病灶切除的方式，針對胰臟頭部的癌症，可以使用切除胰臟、十二指腸、胃的一部分、膽囊等的「胰頭十二指腸切除術」的方法。此外，當腫瘤擴散到整個胰臟時，必須進行切除整個胰臟手術。但是很可惜，80％以上的胰臟癌患者，在確診時可能都已經錯過了可以進行切除手術的黃金時期；加上胰腺癌另一個特點是進展迅速，對於無法進行手術的胰臟癌病患，通常有以下四種治療方式：

1.化學／放射治療

不適合進行手術的狀況時，可以進行化學療法或放射線療法。近年來在臨床上多採用化學放射線療法同時進行的方式。雖然胰臟腫瘤細胞對於化療藥物不敏感，但是在晚期胰臟癌治療中，化學藥物療法可以緩解部分病情，並且延長一定程度的生存期。另一方面，放射治療對癌細胞有較為直接的殺滅作用，對於胰腺癌晚期的治療，放療與化療聯合應用可以高治療效果，延長患者生存期。但要特別注意的是，放、化療具有無法避免的毒副作用，應該要視病患的情況慎用。

2.新的藥物治療

TS-1® Capsule（愛斯萬膠囊）爲日本所研發出的藥物，在台灣及日本進行胰臟癌第三期臨床試驗後。研究結果證實口服TS-1®（愛斯萬）在治療晚期胰臟癌的效果與現今標準治療gemcitabine相當且血液副作用較低；若合併gemcitabine治療，可延長病人疾病惡化的時間，更可有效縮小腫瘤、緩解腫瘤造成的臨床症狀。現已通過晚期胰臟癌健保給付。

3.生物免疫療法

生物免疫療法是未來癌症治療的方向之一，但目前技術仍未成熟。

生物免疫療法的主要由諾貝爾獎得主拉爾夫・斯坦曼發現，他將免疫療法用在自己的身上，罹患胰臟癌的他因此延長了四年的生存期，因此引起世界醫學界的關注，使分子生物學技術和細胞工程跨出一大步。

在人體的免疫系統內，樹突狀細胞（DC細胞）就像雷達，能夠主動搜索、識別抗原；而具有細胞誘導功能的殺傷細胞（CIK細胞）就像導彈，能夠精確的殺傷腫瘤細胞，而不損傷任何正常的組織。基於這個原理，生物免疫治療的方式是在高標準的實驗室內，利用生物技術結合樹突狀細胞（DC細胞）和腫瘤殺傷細胞（CIK細胞），培養出具備更強大的抗腫瘤特性的雙克隆免疫細胞，回輸患者體內，直接殺傷癌細胞並且重建自體免疫系統。雙克隆免疫細胞能夠有效殺死腫瘤細胞，清除體內不同部位的微小殘留病灶，防止腫瘤復發與轉移。

4.中醫的對胰臟癌的抗癌療法

中醫對胰臟癌的處理首重消化脾胃功能的確保，對中醫而言，脾胃之氣是後天免疫的根本，簡單而言如果放任消化功能損壞，體重迅速減少，一個虛弱的身體當然是沒有抗病能力的；其次是合併西醫化放療時期調養，著重在防止血球的下降，口腔及腸道黏膜的保護，還有睡眠的調整；最後是中醫抗癌藥物的運用，這部分牽涉患者正氣的盛衰，所用的藥物也不同，必須由專業中醫師根據診斷小心處方，萬不可道聽塗說，胡亂用藥。

中醫保護消化道藥物小檔案

一. 四君子湯：	由黨參、白朮、茯苓、甘草組成，是中醫補氣的基本方。
二. 絞貞湯：	由絞股藍、女貞子組成，絞股藍就是七葉膽，可用於口腔黏膜破損但血球下降的處理
三. 參苓白朮散：	由黨參、茯苓、白朮、甘草、薏苡仁、山藥、扁豆、砂仁、陳皮、蓮子、桔梗組成，可用於或療時的腹瀉處理。
四. 保護黏膜食物：	如秋葵、高麗葉、黑木耳、蘆筍、昆布、紫菜等，可以在膳食中適當加入。

中醫的精神在於辨證治療，所以使用中藥時應該還是要諮詢過中醫師才能正確使用。食物類則視腸胃狀況加入。

Q 胰臟癌有根治的方法嗎？

A 目前爲止，對於早期發現胰臟癌的患者來說，根治的方法只有手術切除。而對於胰腺癌中晚期的病患來說，選擇治療方式的關鍵取決於患者自身的身體狀況。

就臨床經驗而言，胰臟癌中晚期主要以放化療及介入性治療爲主。常用的化療方案有許多種，雖然胰臟癌腫瘤對於化療不敏感，但是化療可以使部分病情緩解，延長中晚期胰臟癌的生存期；放射治療對於癌細胞有較爲直接的殺滅作用，常與化療聯合用於中晚期胰腺癌的治療中。此外，口服TS1愛斯萬膠囊或合併化療使用也可以是一個選擇，達到延長生存期的效果。

另一方面，患者的身體機能與胰臟癌能否治癒息息相關。如果胰臟癌患者的身體機能很好、免疫力很強，才能夠耐受各種藥物的治療，並且抵抗腫瘤細胞的擴散發展。由此可知，提高免疫機能及抵抗力對於胰臟癌患者極爲重要，除了配合醫生的治療，在飲食上應多攝取增強免疫功能的食物，並且避免油膩及高脂食物。總言之，除了患者本身的身體機能，最重要的就是選擇是適合的治療方式。積極配合醫生，並且保持樂觀的心情、態度，通常都可以改善狀況，延長生存期。

治癒癌症的四大法則

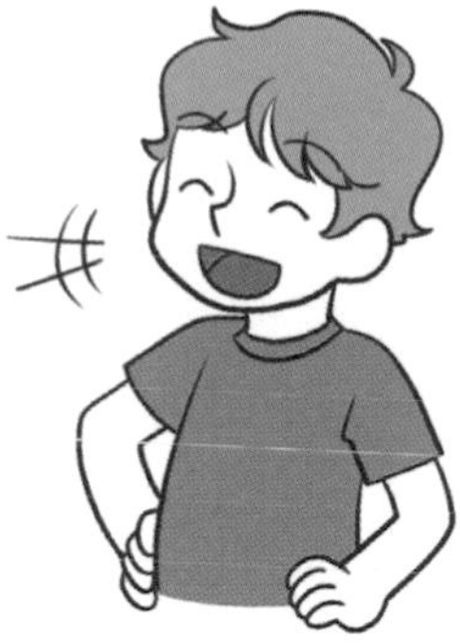

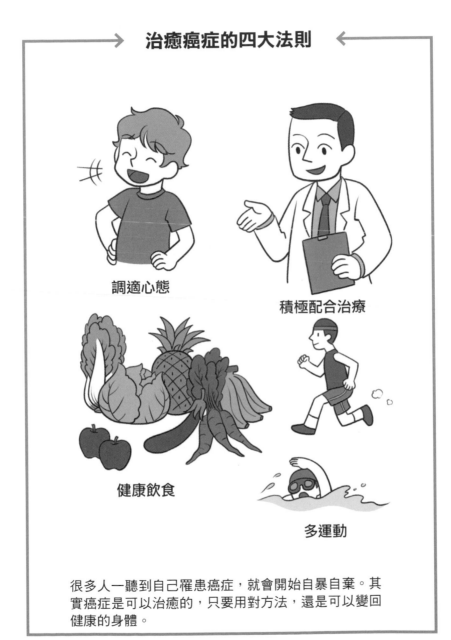

調適心態

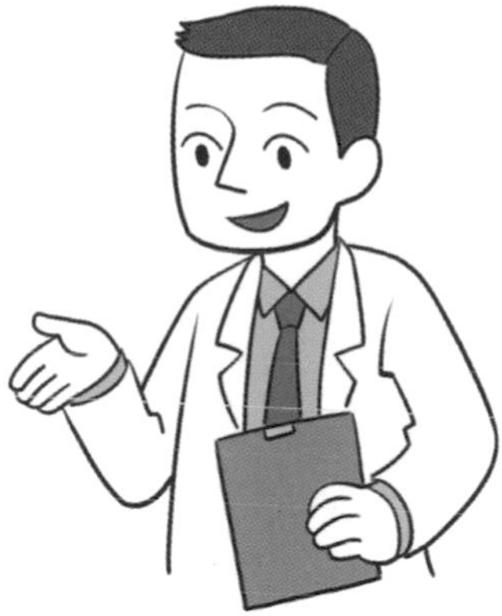

積極配合治療

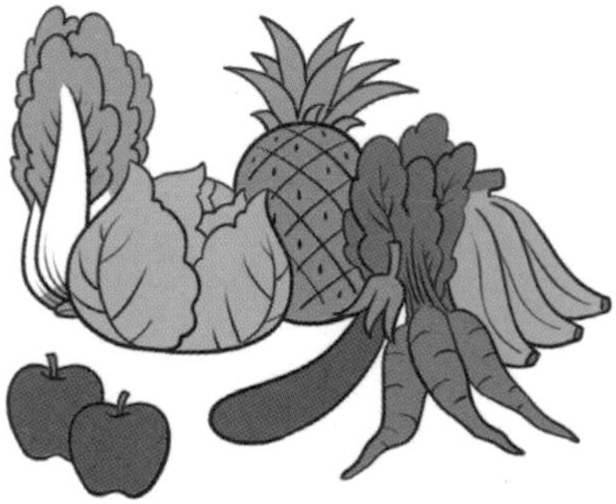

健康飲食

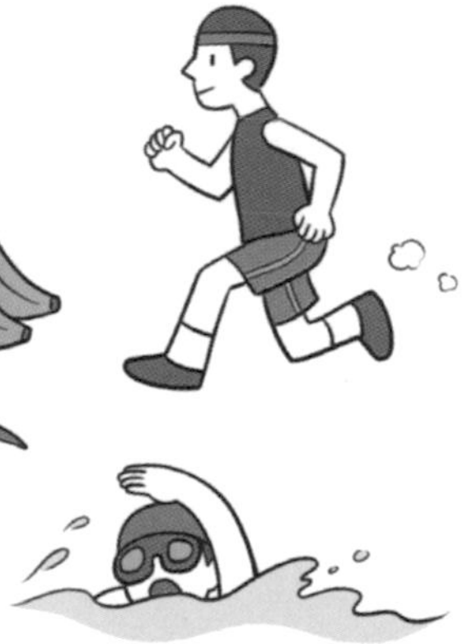

多運動

很多人一聽到自己罹患癌症，就會開始自暴自棄。其實癌症是可以治癒的，只要用對方法，還是可以變回健康的身體。

胰臟癌晚期的治療方法有哪些？

胰臟癌晚期的病患腫瘤細胞已經出現了轉移，無法進行手術切除，這個階段的治療方法主要採取放化療等複合式治療。其他治療方法如下：

1. 姑息治療

對於不適合做根治性手術的胰臟癌病患，外科醫生會視病患情況採取減輕膽道或十二指腸的梗阻等姑息性措施；此外，胰臟癌患者會出現的黃疸、疼痛、體重減輕、胰腺功能不足，甚至抑鬱、衰竭等。解除梗阻性黃疸，也需要內外科醫生的配合，一般多採用膽囊空腸吻合術，無條件可做外瘻減黃手術，也就是膽囊造瘻或膽管引流手術，大多數的病患如黃疸可以在短期內症狀獲得緩解，改善生活品質。

2. 全身化療

就晚期胰腺癌的化療來說，最常見的是健澤注射劑與聯合化療方案。其中，健澤的毒副作用較輕，結合標靶藥物或ＴＳＩ愛斯萬治療時效果較明顯，但是胰臟癌的位置隱密，化療藥物難以穿透緊密的纖維組織，因此進入局部胰臟癌腫瘤細胞的藥物相對減少，以至於影響療效。

3.**介入治療**

有部分晚期胰臟癌患者仍有機會進行手術，醫生會以介入治療待腫瘤縮小後，才進行二期手術。對於其他已經無法以受術切除治療的患者，介入治療可以透過胰腺的主要供血動脈靶向施予高濃度的化療藥物，使得注入腫瘤局部的化療藥物濃度提高，加快治療效果、減少副作用。

4.**綜合療法**

對於晚期胰臟癌的綜合治療，與其他的腫瘤疾病一樣，尚未有高效和可完全應用的綜合治療方案，目前以外科治療爲主，放療、化療爲輔，近年來也有臨床以結合免疫、分子等生物治療的方式。

5.**生物免疫療法**

晚期胰臟採用多細胞生物治療，在高規格的實驗室中，使用生物技術以體外誘導的方式將腫瘤患者的免疫細胞及癌細胞改造成ＤＣ細胞和ＣＩＫ細胞，經過大量繁殖後，回輸患者體內，達到清除腫瘤細胞一種生物療法。也被稱爲種瘤科學的「綠色生物療法」，是未來的研究方向。

6.中醫療法

中醫對於晚期胰腺癌的治療方式，主要是調整患者功能失調的器官，提高患者的抵抗力爲主。其中，有研究顯示中藥人參皂苷 Rh2 配合胰腺癌化療效果顯著，有效緩解胰腺癌晚期症狀，減輕癌痛，提高患者生存品質。

而中醫在西醫進行化療、放療或是標靶治療時，因爲副作用的不同，所使用的中藥也各不相同，甚至搭配的抗癌中藥也不一樣，但都必須注意經由醫師辨證處方才行。

緩解化療後遺症

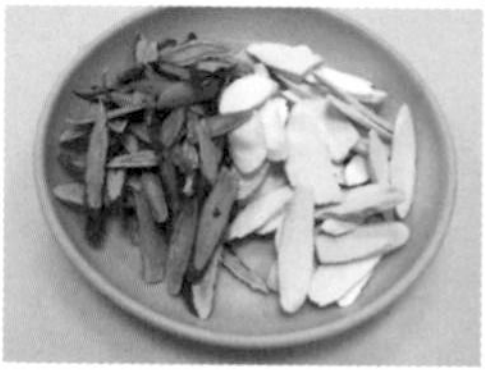

黃耆、山藥

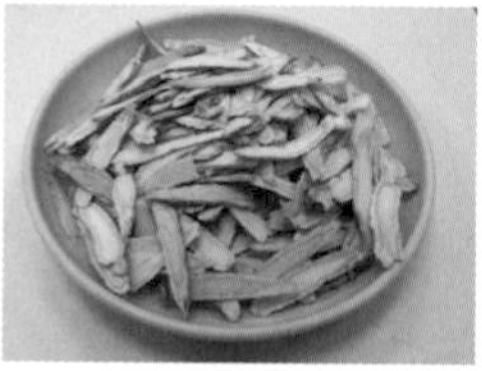

西洋參

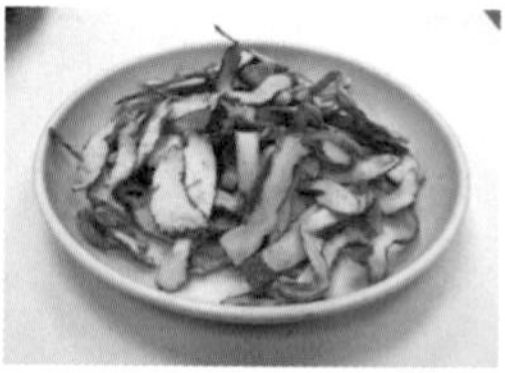

玉竹

以上中藥材皆須依醫師的處方使用，不建議自行服用。

輕鬆瞭解治療方法

治療方法	簡單說明
姑息治療	依病患狀況進行減輕患者症狀的措施。
全身化療	健澤注射劑結合 FAM 方案。
介入治療	提高化療藥物濃度，加快治療效果，已進行第二期治療。
綜合療法	以外科治療為主，放療和化療為輔助。
生病免疫療法	使用生物技術，以改變患者體內細胞。
中醫療法	以提高患者抵抗力為主要目的。

治療方式有很多種，瞭解每一種治療方式的方向與狀況，才不會在過程中感到恐慌害怕。

Q 胰臟癌的併發症怎麼處理？

A 其實每一種癌症或多或少都有併發症，因此患者勿過度擔憂。想徹底根除疾病，務必得了解其併發原因與處置方法，以下列出常見的併發症供讀者參考。

1. 血栓性靜脈炎

胰臟癌患者有時候會出現血栓，尤其晚期胰臟癌患者常會出現的併發症之一，就是遊走性血栓性靜脈炎或者動脈血栓，爲一般抗凝劑無效的異常凝血傾向。建議患者可以穿輔助性褲襪，以及使用少量嗎啡來減輕血栓的症狀。

2. 症狀性糖尿病

有少數的胰臟癌患者，在初發時首先出現的症狀是糖尿病。因此患者如果出現持續性的腹痛，或者是突然出現糖尿病的症狀，應立提高警覺，立即就醫進行詳細檢查。

3. 體重減輕

體重減輕是胰臟癌最明顯的一個併發症，在發病短期間內，患者體重減輕可高達30公斤以上，除了身體消瘦之外，還有衰弱無力等症狀。中醫對於晚期胰腺癌的治療方式，主要是調整患者功能失調的器官，提高患者的抵抗力爲主。對消化功能差的患者，中醫可以加強脾胃消導方劑的使用，如四君子湯系列；容易嘔吐者，可以選擇降逆止嘔藥物，如橘皮竹茹湯系列；對於胰臟消化功能受損的狀況，中醫也可以應用神麴、麥芽、雞內金等含有消化酵素的藥物來處理；如果化療產生癌因性疲憊，可以搭配補氣陰的藥物如黃耆、山藥、西洋蔘、玉竹等。

4.精神症狀

長期的慢性疼痛，或是長期接受嗎啡治療，會引發胰臟癌患者出現憂鬱症狀，精神上出現焦慮、抑鬱、急躁以及個性改變等，此時可藉由抗憂鬱藥劑來改善。胰臟癌患者的家屬在生活中，應該幫助患者調整心態。另外，使用抗憂鬱藥劑雖然可以緩解憂鬱的症狀，但可能會造成口乾舌燥、視力模糊、尿液滯留，以及精神混亂等副作用。

5.疼痛

癌症病患最難以忍受的併發症就是疼痛，尤其是胰臟癌末期的疼痛，更是劇烈難當，有約70%以上的胰臟癌患者會爲疼痛所苦。胰臟癌患者在進食的時候會疼痛，並且會延伸到背部，緩和疼痛的方式是將身體彎曲向前傾坐。

由癌症引起的疼痛經常需要藉由止痛藥物來將疼痛減到最輕的程度，醫生會視情況來治療或是緩解病患的疼痛，有時甚至需要使用嗎啡、鴉片麻醉劑來控制，必要的話也會進行腹腔神經叢阻斷術來加以減緩疼痛。

6. 黃疸

胰臟癌患者普遍都有黃疸現象，原因是膽管容易受到胰臟腫瘤的壓迫造成阻塞，同時，黃疸也會引起患者嚴重的皮膚搔癢症狀。爲了改善黃疸症狀，外科醫生可以利用內視鏡或經皮穿肝模式，將內視導管放入總膽管中來達到繞道的目標；或者是進行緩和性的膽囊空腸吻合術，以防止日後膽道的阻塞。

7. 阻塞性嘔吐

阻塞性嘔吐通常是因爲胰臟癌腫瘤直接侵犯，造成十二指腸或胃部幽門的阻塞，此種類嘔吐沒有太大的噁心感，嘔吐量大且常伴隨著一些尙未消化的食物。此時可藉由輔助性的胃空腸吻合術來減輕症狀，改善患者的生活品質；如果病患不適合進行手術，可使用高劑量類固醇，連續施予一周，達到防止阻塞性嘔吐的目的。

8. 脂漏

胰臟癌患者的糞便上可以見到浮油，是因爲脂漏的關係，而且糞便呈現銀白色，惡臭難當、沖洗不易。出現脂漏現象的胰臟癌患者，是因爲發生胰管阻塞的症狀，人體缺乏胰臟分泌的消化酵素會造成脂肪的消化不良，因此產生油便。

使用一般的止瀉藥對於脂漏的控制較無效果，建議使用胰臟酵素的代用品或是尋找中醫治療，可有效抑制油便的產生。

9. 腹水

發生在胰臟體部或尾部的腫瘤，可能會造成腹膜擴散、腹水等症狀。腹水是指在腹膜腔中有游離的液體，如果患者的腹水過多，會導致腹壓增加而引發腹部不適、呼吸困難、心口灼熱、無法彎曲或坐直以及腿部浮腫的現象。此時就必須施予高劑量的利尿劑、放液穿刺術或是腹膜靜脈分流術等協助患者排出腹水。

10. 胃腸出血

靜脈阻塞容易造成食道的靜脈曲張，或是因爲此微受創引起腸胃道出血的狀況，此時需利用止血劑止血，嚴重者必須進行輸血。

11. 術後併發症

除了術後出血、傷口感染等，胰臟癌手術造成的併發症還有全身麻醉的相關併發症、靜脈栓塞、腎臟衰竭、脂肪便、營養吸收不良及體重減輕等。

Q 要怎麼防止胰臟癌復發？

A 由於胰臟癌的高度惡性，約有80%的病人無法以根除手術治療，臨床統計，無法接受手術的患者五年存活率低於5%，當然無法接受手術的患者在一些新的藥物開發和未來免疫治療完善之後，存活率可望提升，因此如何保持自己的體力和抗病能力還是首要的課題。

即使經過手術治療後的胰臟癌病患，仍然要持續做追蹤檢查，因爲要預防胰臟癌復發，首先就是預後及追蹤，這一點對於防止胰臟癌復發是非常重要的。

未來，生物療法是防止胰臟癌復發的另一種方法。但不論是手術、化療或放療，治療過後體內仍然會有少量殘存的腫瘤細胞，因此爲了避免造成復發、擴散，生物免疫治療技術可以在短時間內對全身做檢查，並且殺滅殘留癌細胞，降低殘留細胞轉移復發的可能性。而生物療法的特點是副作用小，患者耐受度高，對於體質虛弱、無法進行化療的患者也適用。

預防癌症復發的最好復方式

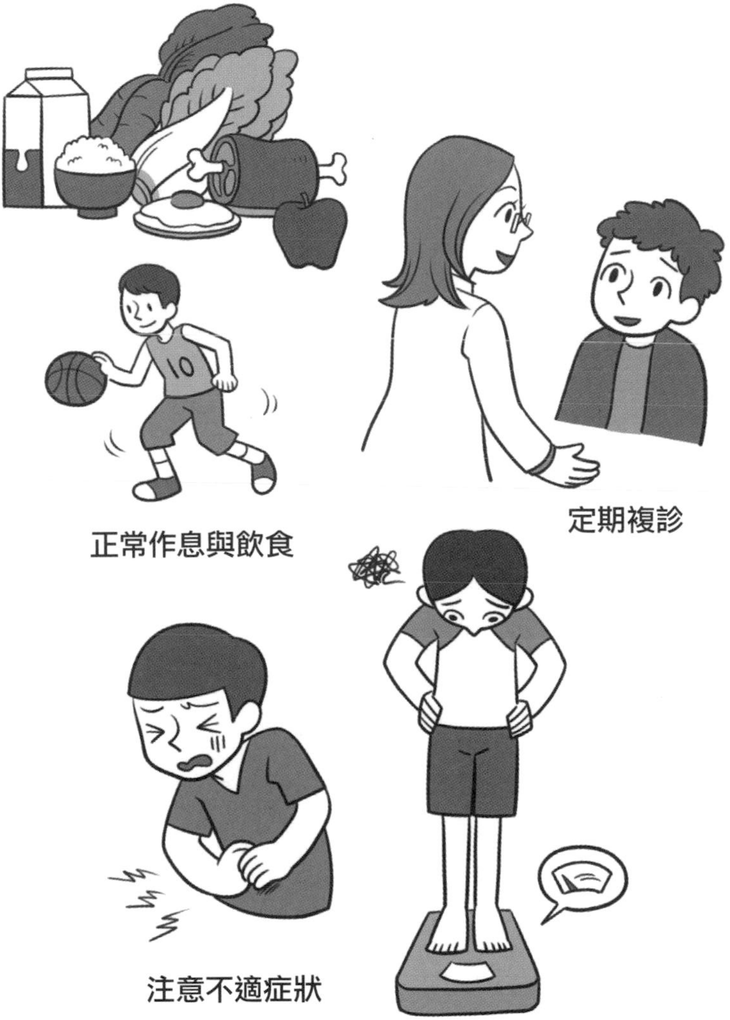

預防癌症復發，只要平常培養固定的作息、飲食均衡，並定期回診檢查，就能及時預防身體的突發狀況。

手術治療、放療和化療外，還有什麼治療方式？

在治療胰臟癌時，外科手術、化療或放射治療可能單獨使用，也可能混合使用。治療胰臟癌的方法取決於腫瘤的大小以是否有侵犯、擴散的情形。除了手術、放療與化療之外，還有以下治療方式：

1. 標靶治療

目前使用的標靶藥物有口服得舒緩膜 Tarceva®衣錠（Erlotinib），主要針對腫瘤細胞的生長與轉移控制系統進行反調控，而不是殺滅癌細胞；得舒緩膜衣錠可與其它化療藥物一起使用來治療胰臟癌，不過得舒緩一般用在肺癌效果較佳，如果用在效果仍差強人意。

由台日藥廠共同研發針對胰臟癌患者的標靶針劑藥物 Nanoplatin，目前進入第二期臨床試驗，相信未來對於中晚期胰臟癌患者是一大福音。

2. 內視鏡療法

內視鏡療法主要是在內視鏡下將支架植入膽管中，目的爲降低膽汁滲漏與出血的風險，與經皮穿肝的引流方式相較來說，內視鏡療法的併發症較少，造成死亡的風險也較低；與繞道手術相比，內視鏡療法併發症機率與死亡率都比較低，但是黃疸復發率及胃出口阻塞比例則比較高。

同時，內視鏡療法也並非全然安全。臨床上最常出現的問題就是膽道中細菌分泌的生化膜與膽汁沉澱物，會沉積在塑膠製的支架上因而造成阻塞；另一方面，雖然使用金屬製的網狀支架較不易阻塞，但是會造成腫瘤細胞有機會沿著支架生長。

在施行內視鏡逆行性膽胰管攝影與置放支架之前，醫師也會從膽管刷取細胞檢體或是切片，以便做進一步的檢查。臨床上統計，至少60%的胰臟癌患可經由施行內視鏡療法達到緩和治療的效果。

3.緩和療法

緩和療法適合沒有惡病質及急性症狀反應的胰臟癌病患，例如有胃出口阻塞的病患，可以進行具緩和治療特性的繞道手術，來確保營養攝取和吸收，讓患者具有更好的抗病能力；至於阻塞性黃疸，與單獨施行內視鏡療法，置放膽道支架的做法，同時進行膽道與胃的繞道手術會有較好的療效。

4.輔助治療

輔助治療分爲術前輔助治療與術後輔助治療，臨床上大多以術後治療爲主，目的爲在不過度影響病患生活的前提下，增加病患的存活率，接受術後治療的胰臟癌病患大多爲晚期病患，目前使用最多的是以靜脈注射方式的健擇注射劑，臨床資料顯示以健擇注射劑作爲輔助治療，可以延長胰臟癌復發的時間最長可達六個月。或是合併ＴＳＩ愛斯萬膠囊的治療。

5.生物療法

目前研究 DC-CIK 細胞生物治療較以往採用的抗腫瘤效應細胞具有更強的生物免疫腫瘤細胞殺傷能力，臨床表現上，DC-CIK 細胞增殖速度快、可產生大量殺傷腫瘤細胞。多數專家建議胰臟癌患者在接受手術治療之後，以放療與多細胞生物治療互相配合，達到對於體內癌細胞更大的殺傷力，同時除了增強患者的免疫耐受力之外，還能達到修復受損細胞的功效。

而近期發展出的多細胞生物治療更優於普通生物治療，主要在傳統 DC-CIK 生物治療的基礎上，新加入自然殺手細胞（ＮＫ）、Ｔ細胞、CD3AK 三種細胞，成爲以5種細胞聯合殺滅腫瘤細胞的治療法。多細胞生物治療除了無毒副作用、無須住院等優點之外，細胞或性更大、靶向性更強，明顯地提高了胰臟癌患者的身體免疫力、防止腫瘤細胞轉移、復發，同時也延長存活期並且緩解疼痛、改善生活品質。

臨床上，對於晚期胰腺癌患者施行多細胞生物治療，療效明顯提升50%左右。透過聯合多種免疫細胞各自殺滅癌細胞的基礎上，增強患者身體免疫能力，啓動患者體內的免疫反應，造成對腫瘤細胞形成全方位的殺滅行動，提升抗癌效果。未來的研究成果應用是值得期待的。而且這方面的治療方式與中醫應用補氣和養陰藥物去調整免疫能力具有一定的相同性，再次證明老祖宗不斷強調扶正氣觀念的重要性。

胰臟癌各類治療的用途

治療方式	用途
標靶治療	控制腫瘤細胞的生長與轉移。
內視鏡療法	以不開刀的方式，引流膽汁，減少膽道壓力，治療膽到上的感染。
緩和治療	緩和症狀的不適感，但僅適合非急性病症者。
輔助治療	多以術後治療為主，以延緩胰臟癌腹發為目的。
生物療法	增強患者自身免疫力。

多數患者在接受手術後，醫師會建議進行生物療法來增強患者自身的免疫力。

PART 5

胰臟癌的調養

Q 胰臟癌晚期的飲食習慣應該怎樣？

A 關於癌症病患的飲食，時常聽見坊間有許多論調，堅持不能吃某一類食物，或是應該多吃哪一類食物。但就在醫學論點上來說，癌症病患的飲食應該要視病患的身體狀況與病情決定。

對於胰臟癌晚期患者來說，任何因素都會影響到疾病的治療，患者的飲食也包括在內。要是太禁忌食物營養的攝取，反而容易造成營養不良，這對抗癌能力是絕對有負面影響的，因此爲了提高免疫力，保障治療的效果，胰臟癌患者應注意以下：

1.禁止油膩及高脂肪的食物

以胰臟癌患者來說，飲食最重要的就是「禁油」，否則會造成腹瀉、油便的症狀。胰腺是分泌消化酶的主要器官之一，特別是脂肪酶，主要靠胰腺來分泌。因此胰腺一旦發生病變，首先就會嚴重影響到脂肪的消化與吸收，胰臟癌病患分泌消化酵素的功能減退或是失去，因此如果攝取油脂類食物，可能會造成消化道不適的症狀。此外，患者必須避免暴飲、暴食、酗酒和高脂肪的飲食。胰腺是分泌消化酶的主要器官之一，特別是脂肪酶，主要靠胰腺來分泌。因此胰腺一旦發生病變，首先就會嚴重影響到脂肪的消化與吸收。

2. 養成良好的飲食習慣

爲了避免維護胰臟功能，避免胰腺過分的分泌胰液，造成胰臟負擔，胰臟癌患者應該養成規律的飲食習慣，一日三至五餐，不任意吃難消化的零食，使得胰腺爲了消化食物而不停分泌消化液。

3. 選擇有營養的食物

對於胰臟癌患者來說，體重不斷地下降是個很嚴重的問題，根據研究顯示，攝取足夠的營養，可以幫助患者有體力去應付治療過程中產生的各種副作用，而且飲食健康的患者在病程中也會覺得比較舒服。對於晚期胰臟癌的營養計畫，醫師建議攝取足夠的熱量和蛋白質，採取少量多餐的進食方式。挑選的食材要注重富含營養、易消化、少刺激性、低脂肪，並且可以攝取高蛋白，例如如瘦肉、雞蛋和魚，並且多採用煮、燉、熬、蒸的方式烹調，避免油煎、炸、爆炒，防止因食物油脂過多而使胰腺過度的分泌。

胰臟癌患者的心理治療要注意什麼？

胰臟癌患者除了身體上的不適及震驚之外，生理機能的減退、外觀的改變對患者來說都是一項打擊，罹癌之後的生活型態、人際關係，都會因此而被擾亂。加上治療過程中，面臨的各項治療措施時，例如手術、化療、放療等，也會引發焦慮情緒；此外，疼痛也是造成癌症患者焦慮最常見的症狀，尤其病患會覺得疼痛無法控制表示病情正在惡化。而其中影響患者最嚴重的，應該就是癌症本身對生命的威脅。

因此，許多患者所產生的焦慮反應，已經不是一般面臨壓力時的正常反應。根據臨床研究統計，大多數的癌症病患的臨床表現會出現在心情低落、失望、孤獨及精神壓力頻繁發生的時候；也有研究顯示，有情緒問題的癌症病患，病情復發且預後不良的機率比較高。

癌症患者焦慮症狀的臨床表現，包括整日情緒緊蹦、易怒、失眠、交感神經作用加快造成的心跳加快、呼吸困難、頭暈、冒汗以及副交感神經作用造成的腸胃不適。長期有焦慮或是恐慌症的患者，很容易因爲住院接受治療、藥物的副作用等加重原本的焦慮症狀，甚至還可能因爲突發的恐慌而拒絕進行中的治療。

癌症患者的心理治療方式如下：

1. 辨識焦慮症狀

目前國外常用來評估癌症患者焦慮程度的工具包括醫院焦慮憂鬱量表、鹿特丹症狀檢測表。事實上要評估焦慮症狀在癌症病程、癌症類型、預後、治療方式的差異，都會影響焦慮的程度。初步處理焦慮症狀的方式，就是給予病患情緒支持病並且給予病患抒發及表達情緒與憂慮的空間，提供足夠的資訊，詳細解答病患的疑問；對於即將接受治療的病患，詳細說明步驟、可能出現的副作用，使患者能夠有充足的心理準備。並且，利用一些簡單的方式，例如放鬆技巧的訓練、轉移注意力等，協助患者處理焦慮的情緒

2. 藥物

對於癌症患者產生的焦慮症，可以使用藥物來幫助提升生活品質，例如Benzodiazepines類的安眠鎮靜劑，具有放鬆肌肉、幫助睡眠、降低焦慮以及減少化療引起的副作用等功效，不過要特別注意劑量的使用，以免帶來副作用及成癮性。此外，三環類抗憂鬱劑或SSRI等，對於治療焦慮症效果也不錯。

3. 其他

除藥物外，認知行爲治療、個別心理治療、或團體治療等對患者也有相當的幫助。

臨床上的治療方式須視病患個別的身體情況、焦慮症狀、個人需求以及配合程度等，給予不同的處置。除了教育患者有關疾病、治療及預後的知識，還有社會支持、情緒狀態對身心的影響作用等；除此之外，幫助病患重建對疾病的認知與態度，尤其是矯正自我失敗的消極思想，並且在言語上改以積極的用詞，以維持良好的情緒。

4.中醫對情緒的調整

臨床上常會看到癌病的產生和所有的治療時期，患者都很容易產生類似中醫肝氣鬱結或肝氣橫逆的現象，例如胸脹、胸悶、睡眠不佳、脅肋脹痛不適、煩躁還有一些因爲肝氣影響胃消化噯氣、呃逆、呑酸等，因此舒緩肝氣是一個重要的課題，常用的中藥有佛手柑、菊花、鬱金、青皮、百合等。

舒緩肝氣的中藥

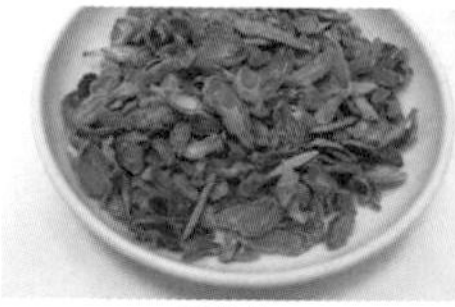
鬱金

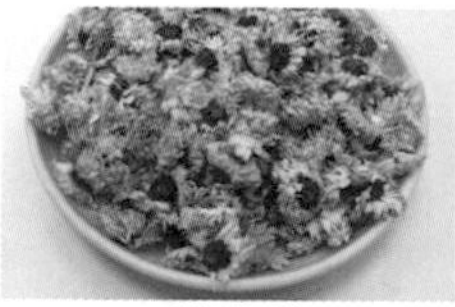
杭菊花

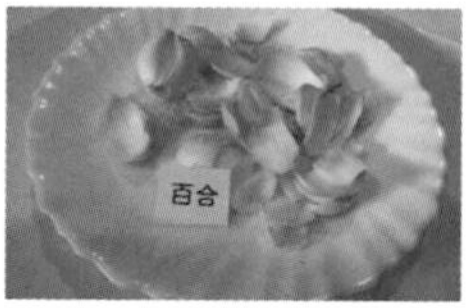

百合

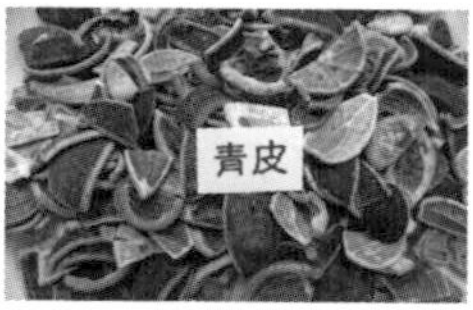

青皮

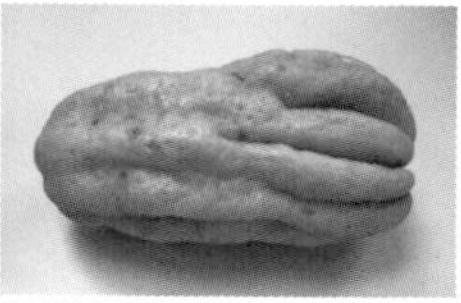
佛手柑

以上中藥材皆須依醫師的處方使用，不建議自行服用。

胰臟癌的心理治療

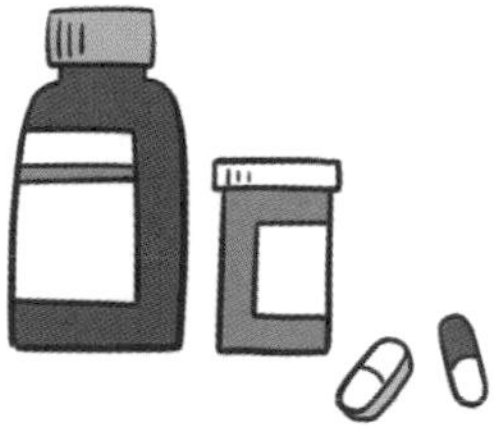

服用藥物

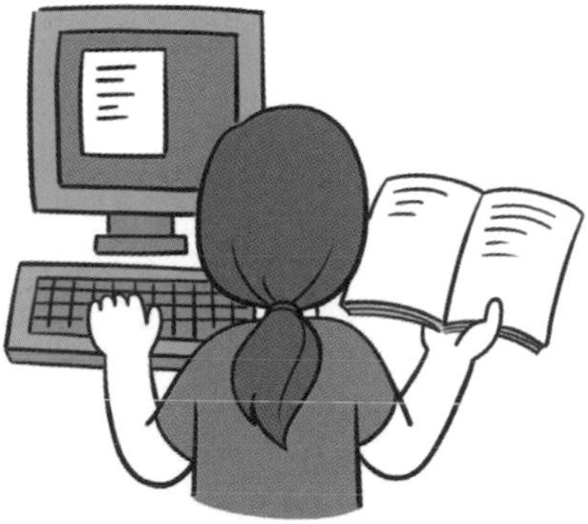

辨識焦慮症狀

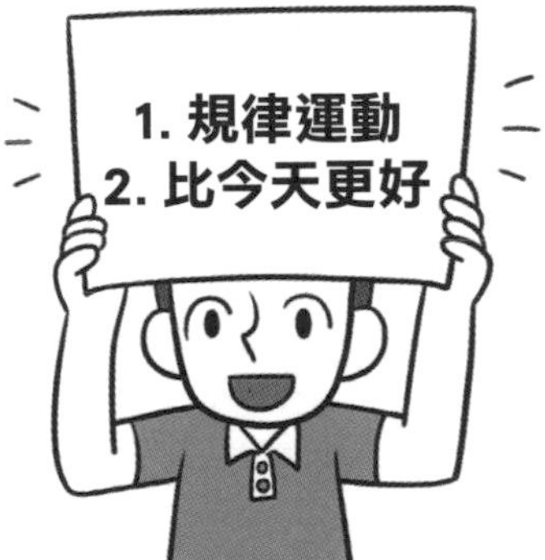

建立自我目標

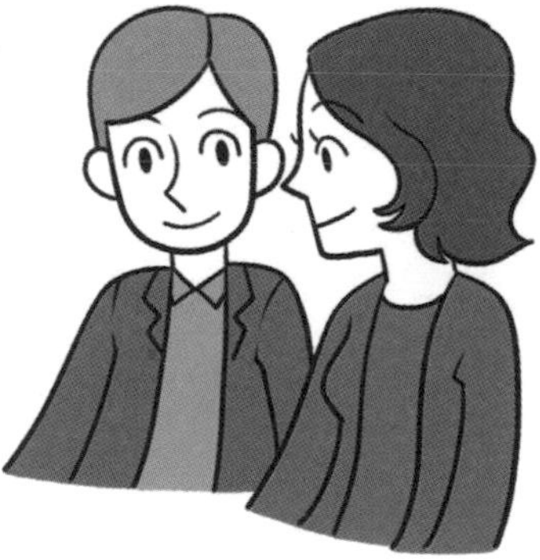

親友陪伴

除了藥物與手術治療外，心靈層面的治療也相當重要。如果沒有好好做心理調適，也很容易影響到身體的復原狀況。

Q 胰臟癌患者食欲變差怎麼辦？

A 有20%以上的癌症病患在初次確診之後，就發生食慾不振的症狀，到了癌症末期，有高達80%的患者的臨床表現會出現喪失食慾、體重持續減輕、無力、疲倦、肌肉及脂肪組織減少等癌症惡病質的症狀。體重持續下降的情況在胃癌及胰臟癌患者身上更是常見，70%的胰臟癌患者儘管增加進食量、提高營養攝取，也無法預防或緩解這種狀況，因此往往需要醫療積極介入處置。癌症患者食慾變差的原因，主要如下：

1. 生理方面

一半以上的癌症患者由於腸道蠕動功能不佳，造成排便不順暢；或是腫瘤細胞分泌的物質使胃口變差，味覺改變；此外，化學藥物療法、放射線療法都會降低患者的食慾。甚至影響有二成以上的癌症患者，由於營養不足、身體機能變差，使得癌症難以治癒。

2. 心理方面

當患者得知確診爲罹患癌症的當下，就如晴天霹靂一般，心理上的壓力與刺激，直接影響食慾下降。根據統計，癌症患者如果在半年內體重下降超過5%以上，治癒率也會隨之降低。

因此，醫護人員及家屬應多加關心癌症患者食慾不佳的原因，並鼓勵患者進食。另外，某些藥物可以刺激食慾，例如麥格斯口服懸液劑（Megestrol Acetate），可針對後天免疫缺乏症候群患者的厭食症及惡病體質、癌症患者之惡病體質或體重明顯減輕症狀加以改善，一般用藥約七到十天，因此無須擔心長期用藥的副作用或是成癮性。

胰臟癌病患的飲食，應避免辛辣刺激及高脂肪的食物，主要以營養、清淡、容易消化為主，並且注意色、香、味兼顧，增加胰臟癌患者的食慾。

此外，體質虛弱難以進食的患者，也可以適當的中藥加以調理，運用中醫多面向的調理方式，中醫對腸胃消化的調理一向有不錯的效果，搭配一些疏肝利膽以及有抗癌活性的藥物，讓患者得到更好的生活品質，也增強抗癌的決心和信心。

PART 6

有辦法預防胰臟癌嗎？

Q 術後有消化吸收障礙怎麼辦？

A 胰臟癌的根治方法主要爲手術治療，而手術治療是採取切除胰腺組織的方式。也就是說，切除胰臟後，雖然胰臟癌的治癒率會提高，但患者的胰臟內、外分泌的功能也會開始出現問題，產生無法分泌胰島素、胰高血糖素及胰液等消化酶的情況，進而造成血糖的調節與控制、消化吸收，影響胰臟癌患者術後的生活。

以下提供對胰臟癌術後消化吸收障礙的護理：

1. **按時服藥**

口服胰消化酶可以幫助患者在術後飲食中，更順利地吸收食物中的脂肪及蛋白質。另外，此類藥物並無特別副作用，可以長期服用。

2. **仔細觀察**

經過切除手術之後，胰臟癌患者地胰液分泌功能會喪失，造成患者面臨新的問題，如貧血、脂肪性腹瀉、低蛋白症等症狀，因此家屬必須細心觀察患者排便的情形。如果患者出現腹瀉或便秘，應及時與醫生聯繫，並且按照醫生的指示，讓胰臟癌患者服用止瀉藥或緩瀉藥。

術後的飲食調理

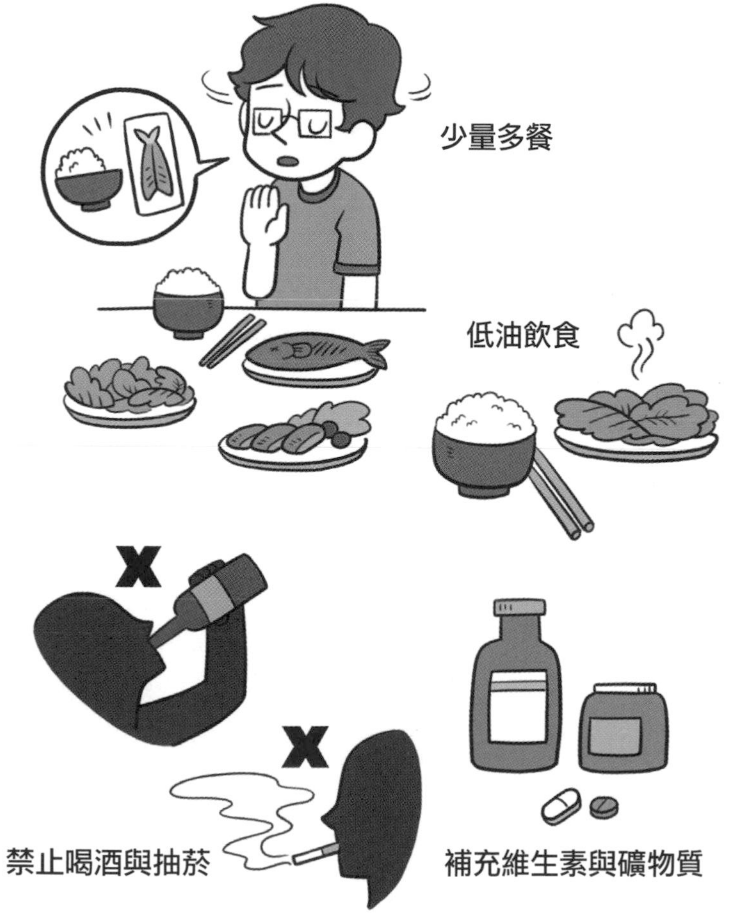
少量多餐
低油飲食
禁止喝酒與抽菸
補充維生素與礦物質

胰臟癌術後的患者在生活上，很容易有消化障礙的困擾，因此患者可適時補充維生素或口服胰酶等藥物。

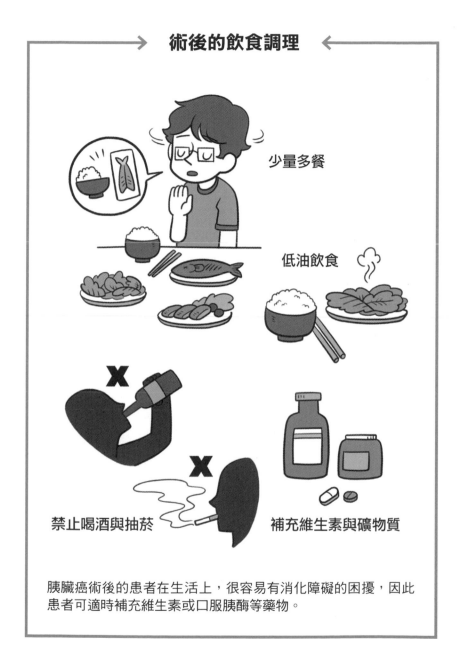

3.中醫消化調理

對中醫而言，胰臟手術過後同時存在消化酶不足與脾氣虛的問題。中醫認爲胃主受納食物而脾主運化食物，當然這裡的脾臟與現代醫學的脾臟是不太相同的，反而與胰臟消化功能較爲類似。中醫可應用雞內金、神麴等富含消化酵素的藥物幫助患者引導，再加強補益脾氣的藥物，如黨參、白朮、茯苓、甘草、陳皮、半夏等類似六君子湯的處方，當然處方的應用必須經過有經驗的醫師開立才行。（請見參考照片）

4.運動養生

其實很多理氣、練氣的運動如氣切、太極拳、瑜珈……等，對心肺腸胃功能的鍛鍊都有幫助，癌友皆可視自己體力許可範圍內適當地練習，但請注意不要過度運動到覺得很疲倦，這樣反而會耗氣、增加疲勞感。而運動過程中，也可以搭配補氣類的中藥使用，如西洋參、黃耆。

增強脾氣的中藥

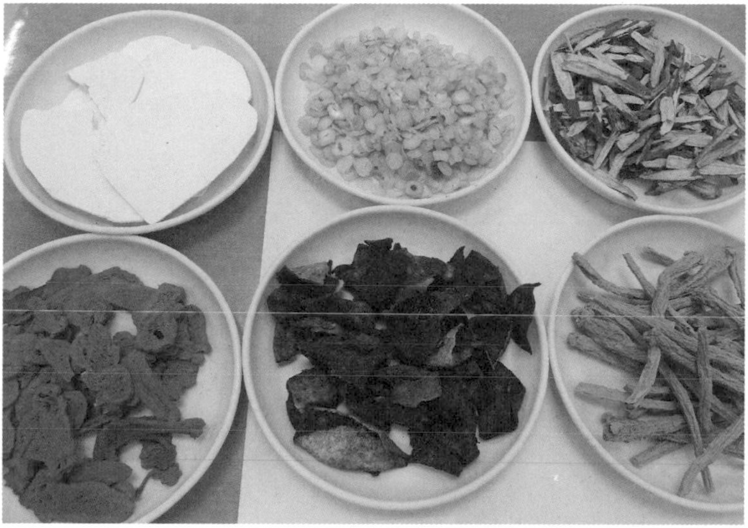

六君子湯

功能　此處方可健脾補氣、化痰，因此有消化吸收障礙的朋友可考慮作為調養之藥品。

主治　有助於改善與腸胃相關的疾病，如胃炎、腹瀉等。若覺得噁心、想吐，也可用來舒緩病情。

六君子湯即為採用人參、甘草、茯苓、白朮、陳皮等藥材組成，若患者想服用此處方，應經由專業醫師指導服用，切勿自行購買使用，以免劑量傷身。

Q 煎、炸、熱炒都不能吃嗎？

A 根據臨床上的統計發現，許多胰臟癌患者的飲食習慣偏愛高油脂、高油膩的食物。但在罹患胰臟癌之後，會開始食慾不振而造成體重急速下降。

以烹調方式來說，蛋白質類的食物（如肉類、魚類、豆類），若以攝氏二百度以上的高溫烹調，就會將食物中的氨基酸轉變爲致癌物。而煎、炸、爆炒或烤的烹調時間越久，就會有越多的致癌物產生，間接提高胃、胰臟及大腸直腸等腸胃道癌症的罹患率。

以食物種類來說，胰腺癌患者要避免油膩和高動物脂肪的食物（如肥肉、羊肉和扇貝等），高脂肪食物會加重患者消化系統的噁心、嘔吐、厭油、脂肪泄等不良症狀。而油脂食物也會造成屬於消化系統的胰臟負（如堅果類的核桃、花生、芝麻、油酥點心等），這些常見的食物也都飽含油脂類，因此必須避免，才不會造成胰臟的負擔。

含有過多油脂、過於油膩的食物，易導致胰臟腫瘤細胞嚴重化分裂，並造成胰臟過度分泌胰液。因此，爲了減少食源性致癌物攝入、加重胰腺負擔，避免胰臟癌找上門，應該避免攝取以煎、炸、爆炒等方式烹調的食物。

健康飲食十大法則

- 正常三餐
- 細嚼慢嚥
- 低脂少油炸
- 睡前三小時不進食
- 天天五蔬果
- 每餐不過量（8 分飽）
- 均衡飲食
- 多吃天然未加工食物
- 多喝白開水
- 不吃零食宵夜甜點

擁有健康的飲食習慣，才能有健全的身體狀態，上述這十大法則有助於身體的保健。

Q 哪些因素是誘發胰臟癌的關鍵？

A 有許多醫學研究及臨床統計顯示，肥胖與胰臟癌有相關。其中，美國國家癌症中心研究，身體質量指數（ＢＭＩ）大於30的人，罹患胰臟癌的機率比ＢＭＩ小於23者增加了70％以上；而每增加一公斤的體重，罹患胰臟癌的機率就提升了3％左右。

而對女性來說，身體的肥胖細胞會分泌動情激素，也就是女性荷爾蒙。有研究顯示，動情激素與乳癌、子宮頸癌有密切關係；同時，脂肪組織也會影響胰島素的代謝，造成糖分無法正常提供細胞能量，導致代謝過程改變、胰臟功能受損，埋下胰臟癌的病因。

過重又缺乏運動的婦女，如果攝取過量的澱粉質例如白米飯、白麵包、馬鈴薯等，罹患胰臟癌的機率將會增加50％以上，比常人高出2.5倍左右。由此可知，肥胖與胰臟癌息息相關，最好養成定時且規律的運動習慣，並隨時注意保持標準體重，以防胰臟癌趁機入侵。

而菸草中的尼古丁也會影響胰腺分泌，由於吸菸會促使致癌物質特異性N亞硝酸鹽進入膽管，因而導致胰管上皮發生癌變。

根據統計，吸菸者罹患胰臟癌的機率是非吸菸者的2倍以上。

另外，超過60歲以上的癮君子如果出現突發性的糖尿病症狀，就應該盡速就醫檢查是否患胰臟癌。

除了肥胖與抽菸以外，醃製食品可能也是胰臟癌的危險因素。在製造過程中，或多或少會產生致癌物壓硝酸銨，而醃製類食品中的硝酸鹽和亞硝酸鹽，還會與肉中的二級胺合成亞硝酸胺，導致腸胃道相關的癌症。

另外，也有日本的醫學研究發現，大量攝取加工肉類、豬肉和紅肉與胰腺癌有著明顯的關係。

由於火腿、香腸、熱狗、臘肉等在製作過程中，會加入亞硝酸鹽、人工甘味劑、香精、甜味劑等，增加色澤、香味，且達到防腐作用，但也因此加重了胰臟的負荷，並增加產生致癌物亞硝酸胺的可能性。食用過量加工肉製品的人，與較少食用肉類的人相比，罹患胰腺癌的危險性增加了60％以上。

此外，利用煙燻方式製作的食物，在過程中燃燒甘蔗、稻穀等來增加食物的風味，但同時也會產生含有多環芳香碳氫化合物（PAH）的致癌物，若長期食用則會有導致癌症的危險。

Q 暴飲暴食也會罹患胰臟癌嗎？

A 許多現代人常有暴飲暴食的問題，除了生理上的原因，當然也有心理上的原因。尤其是現代人壓力過大，囤積壓力之後很容易就暴飲暴食。

進食之後，人體的胃腸道和消化器官就會進行食物的消化，在不同的消化液輔助之下，各種營養才能被小腸吸收，但暴飲暴食卻打亂了胃腸道對食物消化吸收的正常規律性，同時也增加了消化系統的負擔，其中當然也包括了胰臟。

當胰臟的功能遭到破壞，且因暴飲暴食而過度的分泌胰液，就會造成胰臟負荷過重，除了會引發胰臟炎外，嚴重者還會有罹患胰臟癌的風險。另外，有研究發現，暴飲暴食2小時內，發生心臟病的危險機率將增加四倍。

因此，與其說暴飲暴食會增加罹癌的風險，我們更應該注意的是「不要帶給身體壓力」，尤其是長期壓力的累積。在日常生活中，除了養成規律的三餐飲食外，也記得要保持心理上的平衡，避免囤積過多壓力。

暴飲暴食的壞處

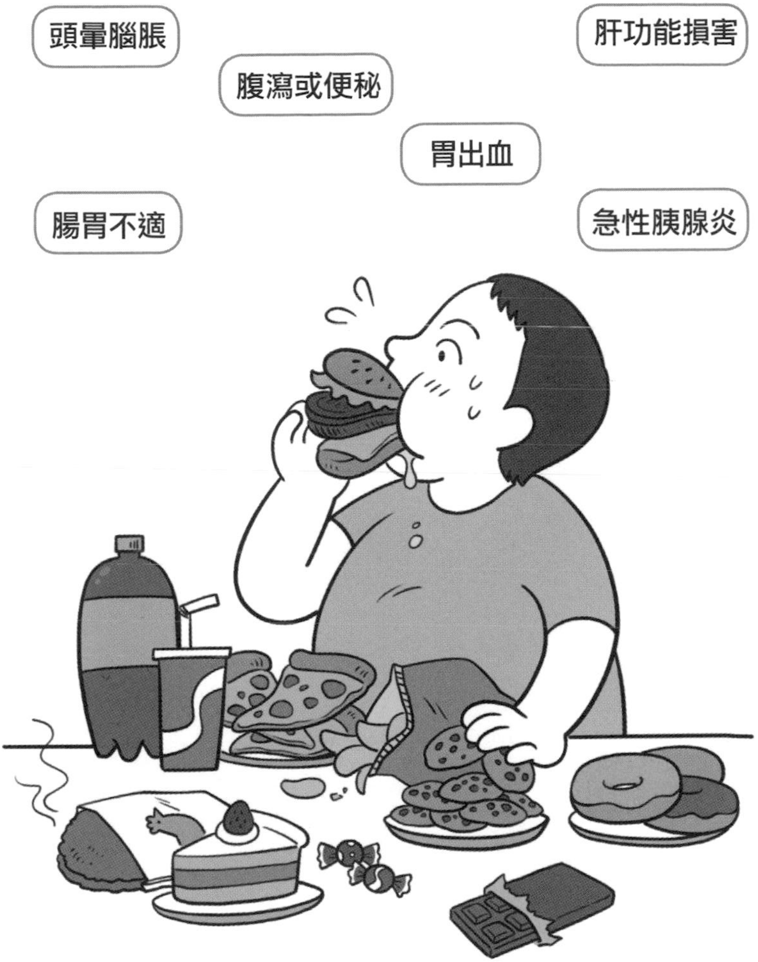
頭暈腦脹
肝功能損害
腹瀉或便秘
胃出血
腸胃不適
急性胰腺炎

食物進到人體內，必須經過腸胃的消化才能順利完成代謝。如果沒有仔細地咀嚼食物，反而快速塞進胃裡，會導致人體各個功能異常。

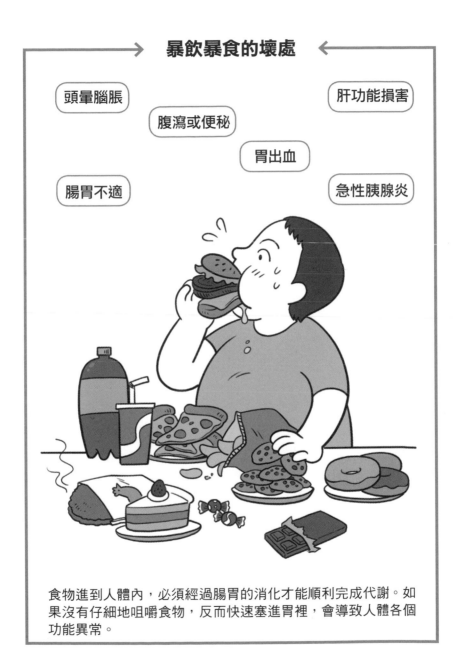

Q 少糖少油可以預防胰臟癌嗎？

A 根據研究報告，過度地攝入甜食及加糖飲料會增加患胰腺癌的危險，例如碳酸飲料、奶油及加糖的咖啡等。

根據國外的研究顯示，喝太多的含糖飲料，會使罹患胰臟癌的風險提高。對此論點，中醫也有相同的見解。含糖過高的食物容易使患者產生胃酸的症狀，尤其許多非天然的飲料會加入人工甜味劑增加甜味，進而使身體產生酸性。如果人工甜味劑長期留在脾臟、胰臟裡，容易造成人體疾病；汽水等軟性、碳酸飲料，也可能會引起胰臟癌，原因在於軟性飲料中的高糖份，會促進胰臟製造胰島素，間接造成胰臟癌細胞增長。

根據美國大學的研究，以長達14年的追蹤統計，在幾百名喝含糖碳酸飲料、果汁和攝取其他食物，以及不同的生活型態與環境等因素的受試者當中，每天飲用2次以上含糖碳酸飲料的人，罹患胰臟癌的機率，比不喝的人高出80％以上。

此外，爲了避免胰臟疾病，在飲食方面也要注意少油的食材及烹調方式。人體如果攝取超過10公克的脂質，會刺激膽囊收縮、分泌量增加，導致患者劇烈的疼痛。

除了控制烹調的油量之外，還要避免食用過量的動物性脂肪，例如牛排、五花肉等代表性的高脂肪料理，最好選擇白肉魚、雞肉等脂肪較少的食物。統計數據顯示，喜歡脂肪含量高的肉類的人，比那些很少吃肉的人，罹患胰臟癌的危險性要高出1倍以上。

由此可知，胰臟癌與生活方式、飲食關係密不可分，要擁有健康的生活方式，先必須改掉不合理的生活習慣。

另一方面，爲了促進脂質的代謝和排泄，維他命和膳食纖維絕對是不可或缺的，而少糖、少油、少肉、多蔬菜的飲食法則，才是對於預防胰臟癌有幫助的飲食方式。

Q 甜食會增高胰臟癌的風險嗎？

A 日常生活飲食中，充滿了許多含糖過量的食品，而醫學經驗告訴我們，糖可能是引發胰臟癌的重要因素之一。日常飲食中常充滿著含糖量過高的食物，而各種的休閒食品均以甜味爲主，例如餅乾、蛋糕、糖果等，但這些食物食用後卻會造成體內血糖升高。

這些造成血糖升高的食物，除了加重胰臟的負擔，而且還會抑制人體細胞吞噬致病菌和癌細胞的能力，而過高的血糖，除了使胰臟功能受損之外，也會促進癌細胞的生長和轉移。

另外，若身體負荷了過高的甜分，糖分甚至會以脂肪的形式儲存，造成血脂肪的上升，從而增加了心血管疾病的風險，這些對心臟、腦血管疾病都是潛藏的風險，因此不可不愼。

甜食對身體的壞處

老化快	高血壓
肥胖	增加器官負擔
促進疾病產生	消耗體內過多鈣、鎂等物質
降低免疫力	營養不良
骨質疏鬆	口腔潰瘍

攝取過多糖分，身體無法代謝時，會把多餘的糖分轉化為脂肪，進而造成肥胖。

Q

胰臟癌有好發的年紀或性別嗎？

A

台灣每年死於胰臟癌的人數超過一千人以上，根據二〇一二年的流行病學統計，全球有33萬人因胰臟癌而死亡。

胰臟癌在全球因癌症死亡中排名第七位，高度開發的國家相較於其他較未開發的國家，胰臟癌的發生率高出許多。

以性別來說，以往的經驗是男性罹患胰臟癌的機率高出女性1倍，但由於生活型態漸漸改變，女性罹患胰臟癌的比率也開始逐年升高；罹患胰臟癌的年齡，也由往年的60歲降低至40歲以上，似乎有越來越年輕的趨勢。

兩性十大癌症死因

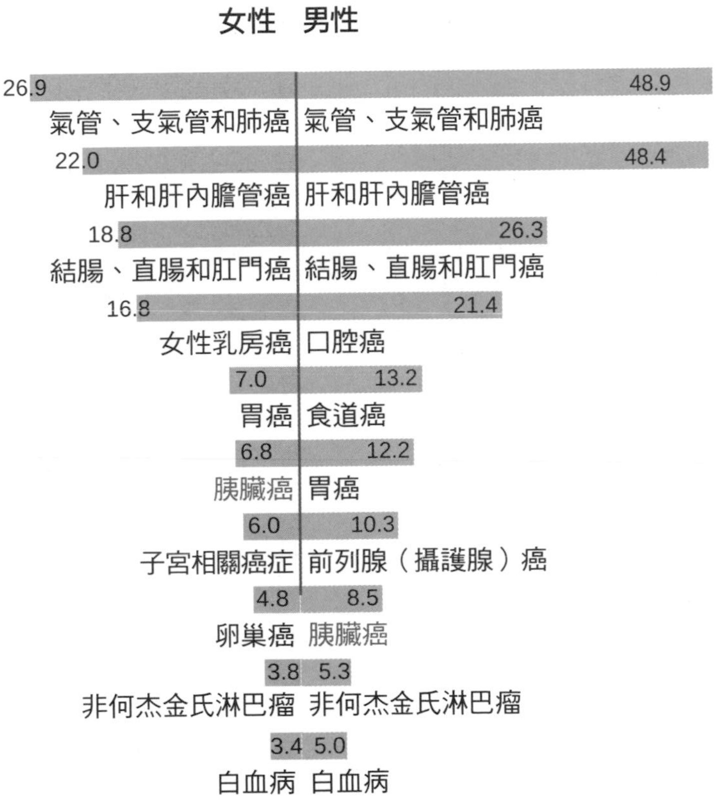

102 年國人的癌症死亡人數男性為 27,883 人，女性為 16,908 人。由此可見癌症為國民殺手。

資料來源：衛生福利部國民健康屬「102 年國人死因統計結果」

胰臟癌和家族病史或遺傳有關嗎？

根據美國的臨床統計，胰臟癌的發病因素傾向與種族有明顯的關係，例如：美國黑人罹患胰臟癌的發病率明顯高於白種人，猶太人的發病率也較非猶太人高，而其中以韓裔美國人胰臟癌的發病率最高。

針對遺傳方面的研究，約有5％的胰臟癌跟遺傳有關，其中一部分還具有家族性，有少數因爲基因突變而導致的家族性慢性胰臟炎，有50％以上的機會發展成胰臟癌。此外，由於胰臟癌是與生活型態息息相關的病症，家族成員通常有著相似的生活型態，胰臟癌患者的直系親屬胰臟癌的發病率比一般人高出30％以上；臨床上，雖然大部分的胰臟癌患者經過調查並沒有直接跟家族史有關的發病原因，但是如果身邊有親友罹患胰臟癌，本身也應該對於胰臟癌提高警覺，定期做篩檢。

畢竟對所有的癌症預防治療來說，都是早期發現早期治療的效果最佳，所以忙碌的現代人在爲家庭衝刺工作的同時，偶爾也應停下腳步，針對自己的一些症狀進行審視與檢查。另外，也要注意調和自己的情緒，不要讓身體細胞長期處於壓力的狀態下，這才是癌症預防保健的不二法門！

常見的遺傳性疾病

- 過敏症和哮喘
- 長期耳朵發炎
- 肥胖症
- 糖尿病
- 高血壓與高血脂
- 皮膚癌
- 眼睛疾病

遺傳性疾病通常是指某個孩子的某項基因遺傳至父親或母親等親屬，而導致疾病遺傳。

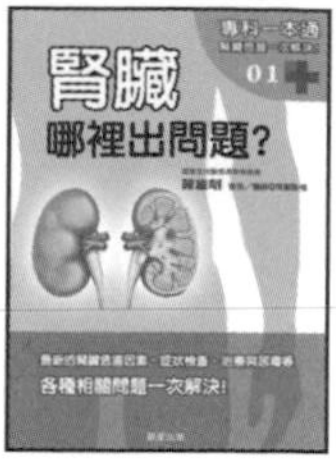

腎臟哪裡出問題？

國家生技醫療產業策進會會長 陳維昭 醫師◎策劃監修／定價：250 元

台灣 48 位最權威的醫師、最新最精闢的解說

本書分別從腎臟病的危害因子與腎臟保健知識切入，由 48 位腎臟、家醫、代謝專科醫師、公衛權威、營養學家、以及醫檢專家等，現身說法，提供讀者最正確、實用的 88 個腎臟問題！

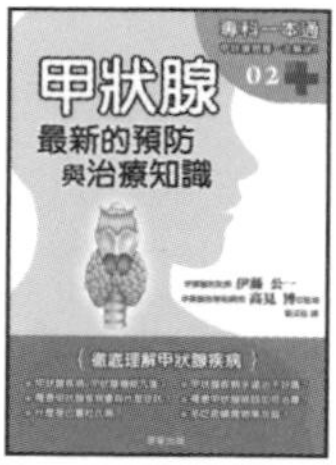

甲狀腺：最新預防與治療知識

伊藤公一 ◎著 劉又菘◎譯 ／定價：250 元

文明病：甲狀腺疾病。

以大家耳熟能詳的甲狀腺機能亢進為例，根據統計，患者主要是女性，且罹患率約為男性的 10 倍，特別好發於 20 歲至 40 歲間的年輕女性。推估每一百位女性中約有兩人罹患甲狀腺機能亢進。

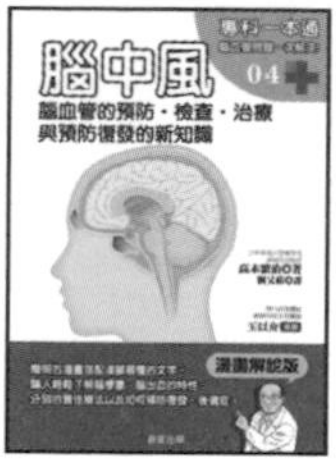

腦中風：腦血管的預防 ・ 檢查 ・ 治療與預防復發的新知識

高木繁治◎著 劉又菘◎譯／定價：250 元

腦血管疾病絕對是可以預防的！

腦中風往往因為發病急且猛，常令患者與家人措手不及。 但是只要改善生活習慣、注意身體警訊，絕對可以避免腦血管疾病上身。本書告訴讀者預防腦中風必備的知識。

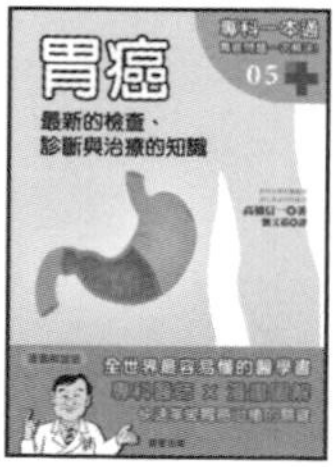

胃癌：最新的檢查、診斷與治療的知識

★榮獲國民健康署 2014 優良健康讀物推介獎

高橋信一 ◎著 劉又菘◎譯 ／定價：250 元

胃癌的治癒率取決於發現的早晚！

書中針對胃癌的原因、檢診、療法、預後等做最精闢又易懂的講解。全書以漫畫搭配詳細的文字解說，讓你閱讀起來有趣、更有學到東西。 希望能讓更多人重視胃的健康！

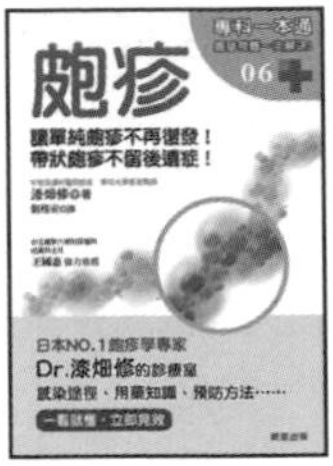

皰疹：讓單純皰疹不再復發！帶狀皰疹不留後遺症！

漆畑修◎著 劉格安◎譯／定價：250 元

皰疹專科醫生提供的最完整知識！

許多人常在春秋季節交替之際，因免疫力下降而罹患帶狀皰疹。此外，因為單純皰疹的症狀也很相似，常和帶狀皰疹被混為一談。本書搭配豐富案例、照片和圖表等，讓你完全了解「皰疹」的正確知識！

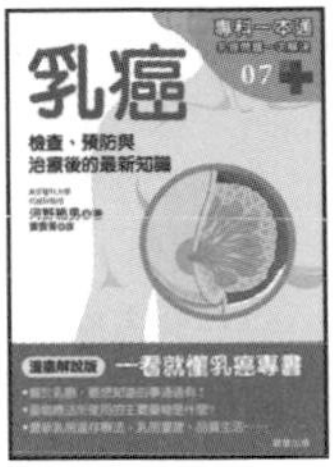

乳癌：檢查、預防與治療後的最新知識

★榮獲國民健康署 2014 優良健康讀物推介獎

河野範男 ◎著 蕭雲菁 ◎譯 ／定價：250 元

乳癌靠自我檢查就能早期發現！

本書透過深入淺出的說明讓讀者能輕鬆了解各項有關乳癌的新知，希望能藉由本書讓讀者認識乳癌、不害怕乳癌，更希望能讓女性養成平時自我檢查並定期接受篩檢的習慣！

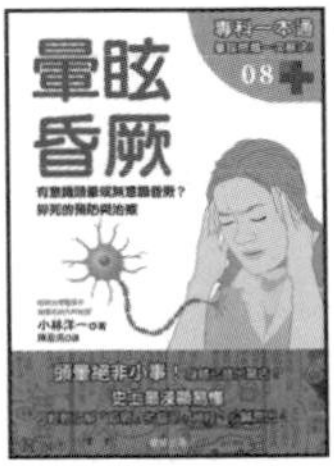

暈眩．昏厥：有意識頭暈或無意識昏厥？猝死的預防與治療

小林洋一◎著 陳盈燕◎譯 ／定價：250 元

頭暈絕非小事！身體已發出警告！

史上最淺顯易懂，輕鬆了解「昏厥」的腦部、神經、心臟原因。根據不同類型的昏厥，進行針對症狀的治療。千萬別輕忽這種不適症狀少又短暫的疾病！

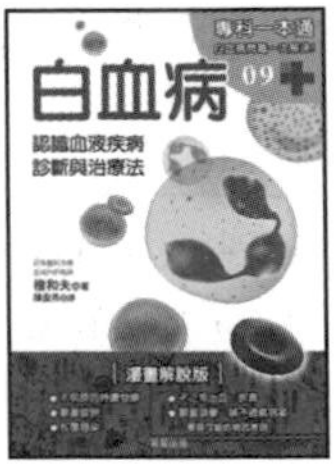

白血病：認識血液疾病診斷與治療法

檀和夫◎著 陳盈燕◎譯／定價：250 元

血癌並不是絕症！

什麼是白血病？白血病就是體內的造血細胞出現惡性變化，因而影響到造血器官「骨髓」其運作功能的一種血液疾病！若一發現後便積極接受治療，會因為抗癌藥物用於治療血癌都有不錯的效果！

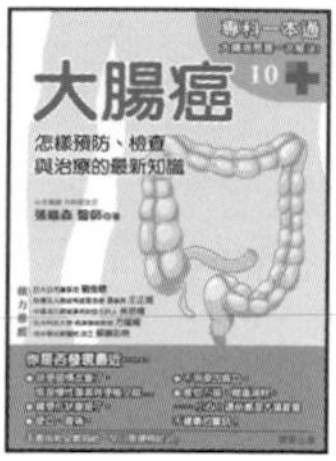

大腸癌：怎樣預防、檢查與治療的最新知識

台中榮總副院長 張繼森醫師◎著／定價：250 元

平均每 37 分鐘就有一人罹患大腸癌！

2006 年大腸癌超越肝癌後，至今常踞台灣癌症第一名，像戲劇大師李國修、資深法醫楊日松、親民黨主席夫人陳萬水等都因罹患大腸癌而病逝。本書讓讀者一次搞懂什麼是大腸癌。

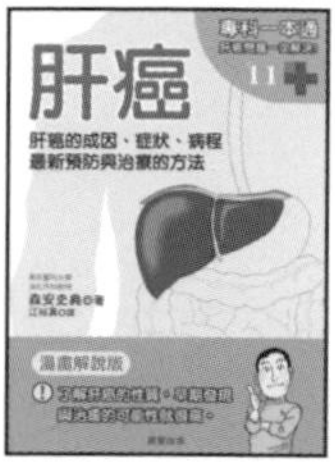

肝癌：肝癌的成因、症狀、病程 最新預防與治療的方法

森安史典◎著 江裕真◎譯 ／定價：270 元

肝癌是最容易治癒也最難治癒！

過分依賴「肝功能指數」，主治醫師身懷 10 公分肝癌腫瘤而不自知！且肝臟已被撐破！這樣的新聞你或許看過，也證實「沉默的肝」是追求健康須捍衛的重要防線。

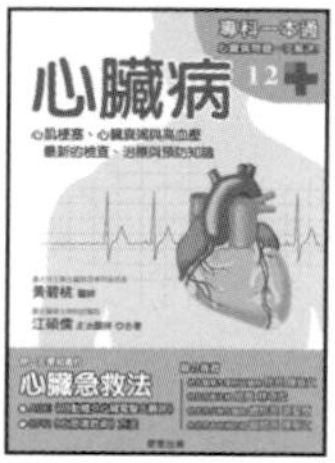

心臟病：心肌梗塞、心臟衰竭與高血壓

臺北市立聯合醫院忠孝院區院長 黃碧桃醫師

臺北醫學大學附設醫院主治醫師 江碩儒醫師◎合著

定價：290 元

台灣十大死因中，心臟病位居第二名！

心臟病的年齡層涵蓋甚廣，而台灣人又多帶有「三高」現象，你該如何遠離心臟病呢？ 由兩位醫師的臨床經驗，將心臟疾病全面講解。並透過問答的方式，讓讀者更能輕易明白心臟疾病。

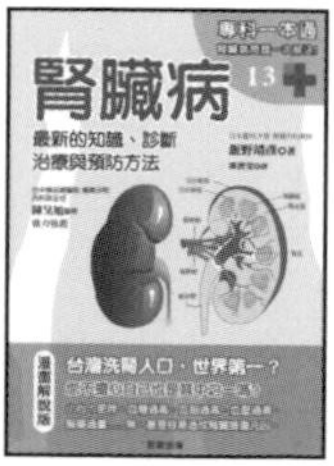

腎臟病：最新的知識、診斷、治療與預防方法

飯野靖彥◎著 郭寶雯◎譯 ／定價：250 元

腎臟是維持體內健康的關鍵天平！

台灣目前的洗腎人口依舊居高不下，推廣給所有民眾都能輕鬆了解的腎臟病知識，對於患者和一般民眾來說都是相當有助益的。本書將腎臟的功能、疾病種類、症狀和各種治療方法以最容易讓人理解的方式寫入於此。

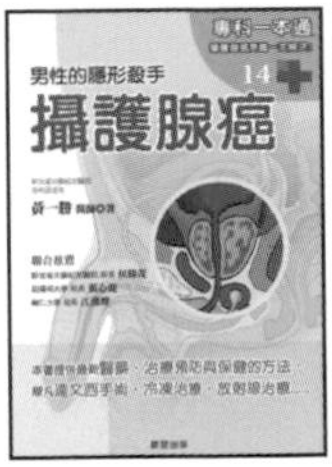

攝護腺癌：男性的隱形殺手

新光醫院外科部主任 黃一勝醫師◎著／定價：250 元

年過 40 歲的男人，都該知道的攝護腺知識～

攝護腺是攸關男性下半生（身）的幸（性）福與健康的關鍵！當你有頻尿、腫痛現象、性慾減退等症狀，就有可能是你的攝護腺出了問題……

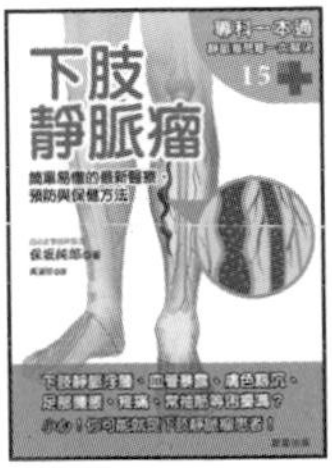

下肢靜脈瘤：簡單易懂的最新醫療、預防與保健方法

保坂純郎◎著 高淑珍◎譯 ／定價：250 元

長期站立者的天敵 — 下肢靜脈瘤

下肢靜脈浮腫、血管暴露、膚色黯沉、出現潰瘍、足部腫脹、疼痛、常抽筋等。小心！你可能就是受害者之一！這些症狀都是大家最常聽見的「靜脈曲張」，以專業醫療名稱則稱為「下肢靜脈瘤」。

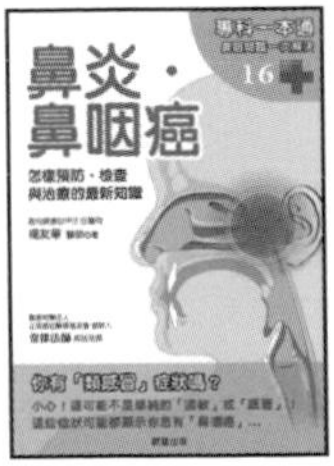

鼻炎・鼻咽癌：怎樣預防、檢查與治療的最新知識

喜悅健康診所主任醫師 楊友華醫師◎著 定價：250 元

鼻咽癌的痊癒率高達八成

「鼻咽癌」這種癌症，從小朋友到八十幾歲阿公阿嬤都可能罹患，其中以 45 歲上下的人罹患率最高。 而其症狀卻是大多數人最容易忽略的，因為與鼻炎症狀太為類似了！

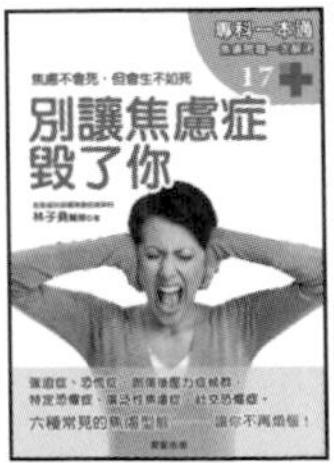

別讓焦慮症毀了你

前衛福部桃園療養院精神科 林子堯醫師◎著 定價：250 元

台灣的精神疾病盛行率 20 年整整暴增 1 倍！

每個人其實或多或少都有點「焦慮」傾向，只是自己不自知罷了！焦慮不一定是不正常的現象，但過度的焦慮絕對是有問題的！因此我們都應該好好審視自己，是否為焦慮症高危險者。

國家圖書館出版品預行編目（CIP）資料

胰臟癌：結合中西醫療、診斷、檢查與調養的保健新知 / 郭世芳. -- 初版. -- 臺中市 : 晨星, 2015.10

面； 公分. -- (專科一本通 ; 18)

ISBN 978-986-443-043-7

1.胰臟癌

415.549 104014029

專科一本通 18

胰臟癌：結合中西醫療、診斷、檢查與調養的保健新知

作者 郭世芳
主編 莊雅琦
編輯 吳怡蓁
網路編輯 張德芳
美術編輯 蔡艾倫
內頁繪圖 腐貓君
封面設計 許芷婷

創辦人 陳銘民
發行所 晨星出版有限公司
台中市 407 工業區 30 路 1 號
TEL:（04）23595820 FAX:（04）23550581
E-mail:health119@morningstar.com.tw
http://www.morningstar.com.tw
行政院新聞局局版台業字第 2500 號
法律顧問 陳思成 律師
初版 西元 2015 年 10 月 15 日
郵政劃撥 22326758（晨星出版有限公司）
讀者服務專線 04-23595819#230

印刷 上好印刷股份有限公司

定價 250 **元**

ISBN 978-986-443-043-7
MorningStar Publishing Inc.
Printed in Taiwan

◆讀者回函卡◆

以下資料或許太過繁瑣，但卻是我們瞭解您的唯一途徑
誠摯期待能與您在下一本書中相逢，讓我們一起從閱讀中尋找樂趣吧！

姓名：＿＿＿＿＿＿＿＿＿ 性別：□男 □女 生日： ／ ／

教育程度：□小學 □國中 □高中職 □專科 □大學 □碩士 □博士

職業：□學生 □軍公教 □上班族 □家管 □從商 □其他＿＿＿＿＿＿＿＿

月收入：□3萬以下 □4萬左右 □5萬左右 □6萬以上

E-mail：＿＿＿＿＿＿＿＿＿＿＿＿ 聯絡電話：＿＿＿＿＿＿＿＿

聯絡地址：□□□＿＿＿＿＿＿＿＿＿＿＿＿＿＿＿＿＿＿＿＿

購買書名： 胰臟癌：結合中西醫療、診斷、檢查與調養的保健新知

・請問您是從何處得知此書？

□書店 □報章雜誌 □電台 □晨星網路書店 □晨星健康養生網 □其他＿＿＿＿

・促使您購買此書的原因？

□封面設計 □欣賞主題 □價格合理 □親友推薦 □內容有趣 □其他＿＿＿＿

・看完此書後，您的感想是？

＿＿＿＿＿＿＿＿＿＿＿＿＿＿＿＿＿＿＿＿＿＿＿＿＿＿＿＿＿

・您有興趣了解的問題？(可複選)

□中醫傳統療法 □中醫脈絡調養 □養生飲食 □養生運動 □高血壓 □心臟病

□高血脂 □腸道與大腸癌 □胃與胃癌 □糖尿病 □內分泌 □婦科 □懷孕生產

□乳癌／子宮癌 □肝膽 □腎臟 □泌尿系統 □攝護腺癌 □口腔 □眼耳鼻喉

□皮膚保健 □美容保養 □睡眠問題 □肺部疾病 □氣喘／咳嗽 □肺癌

□小兒科 □腦部疾病 □精神疾病 □外科 □免疫 □神經科 □生活知識

□其他＿＿＿＿＿＿＿＿＿＿＿＿＿＿＿＿＿＿＿＿＿＿＿＿＿＿＿＿

□同意成為晨星健康養生網會員

以上問題想必耗去您不少心力，為免這份心血白費，請將此回函郵寄回本社或傳真至（04）2359-7123，您的意見是我們改進的動力！

晨星出版有限公司 編輯群，感謝您！

請填妥後對折裝訂，直接投郵即可，免貼郵票。

廣告回函
台灣中區郵政管理局
登記證第267號
免貼郵票

407

台中市工業區30路1號

晨星出版有限公司

請沿虛線摺下裝訂，謝謝！

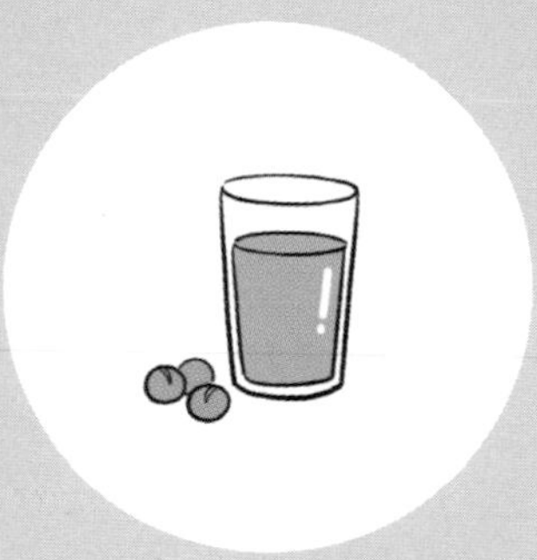

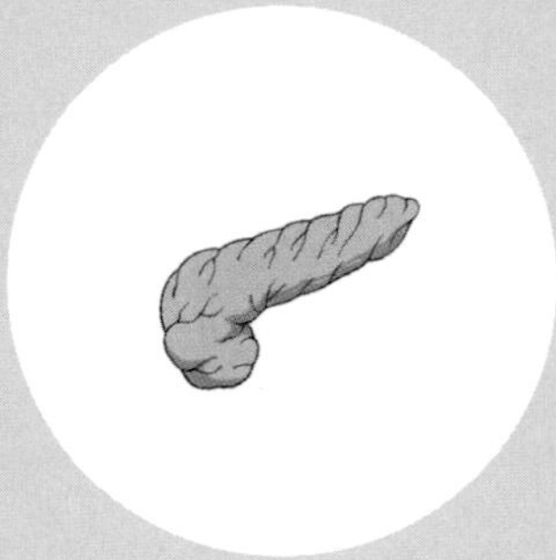

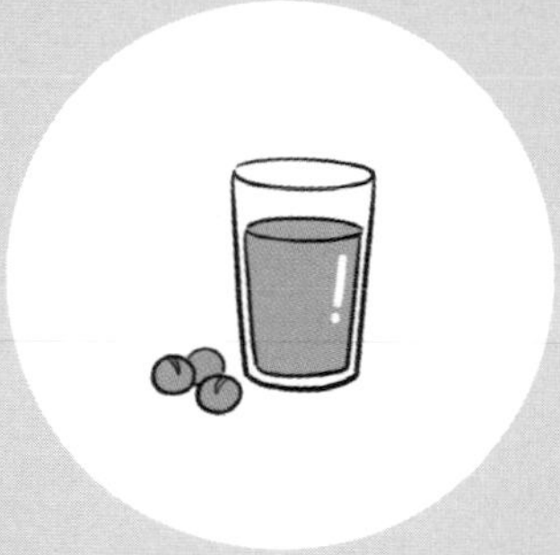

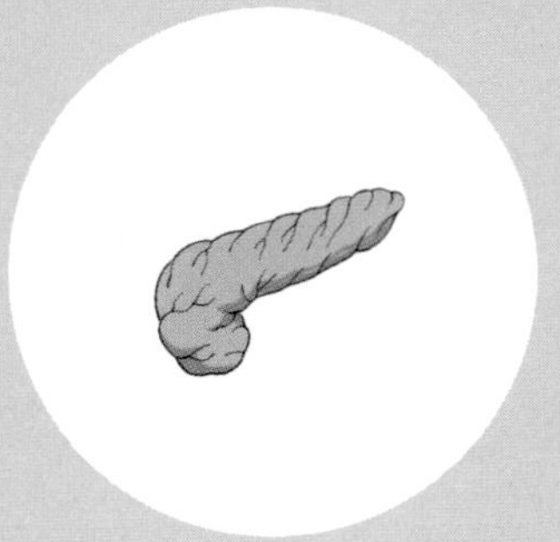